W9-ABT-916

Nuevos Mudras

Gertrud Hirschi

Nuevos
Mudras

Gertrud Hirschi

Éxito, salud y vitalidad
con el yoga de manos

URANO

Argentina - Chile - Colombia - España
Estados Unidos - México - Uruguay - Venezuela

Título original: Neue Mudras - Erfolg, Gesundheit und Lebensfreude durch Fingeryoga
Editor original: Verlag Hermann Bauer, Freiburg im Breisgau
Traducción: Matías Mulet Truyols

Reservados todos los derechos. Queda riguro-
samente prohibida, sin la autorización escrita
de los titulares del *copyright*, bajo las sancio-
nes establecidas en las leyes, la reproducción
parcial o total de esta obra por cualquier medio o procedimiento, incluidos la reprografía y
el tratamiento informático, así como la distri-
bución de ejemplares mediante alquiler o prés-
tamo público.

© 2001 *by* Verlag Hermann Bauer GmbH & Co. KG,
   Freiburg i. Br. Published under arrangement.
© de la traducción 2003 *by* Matías Mulet Truyols
© 2003 *by* Ediciones Urano, S.A.
Aribau 142, pral. - 08036 Barcelona
www.mundourano.com
www.edicionesurano.com

ISBN: 84-7953-506-7
Depósito legal: B.3094- 2003

Impreso por: PURESA - Gerona, 206 - 08203 Sabadell (Barcelona)

Impreso en España - *Printed in Spain*

Índice

Agradecimientos

Deseo agradecer de todo corazón la colaboración de todas aquellas personas que han participado en este libro: a Erika Schuler-Konietzy, su apoyo y estímulo constantes; a Ito Joyoatmojo, las bellas ilustraciones, a Sylvia Schaible, por dar los últimos retoques al texto; a Karin Jerg, que ha convertido el libro en una pequeña joya; a Gabriele Kilian, que se ha ocupado del proceso de edición, y, naturalmente, a Erwin Singer, director de la editorial.

Un agradecimiento muy especial a Sylvia, quien me liberó de las labores domésticas y, en último lugar aunque no por ello menos importante, a mi marido por su generoso apoyo.

Dame la mano
y déjate guiar
hasta el país de los mil soles.

Querida lectora, querido lector

Han pasado cuatro años desde que escribí mi primer libro sobre mudras. En este tiempo han sucedido muchas cosas. Numerosas personas me han hecho saber cuánto les han ayudado los mudras: a través de esta práctica han podido mitigar sus padecimientos físicos o han aprendido a convivir mejor con ellos. En todos los casos, los mudras han influido positivamente en su vida.

El año pasado, tras un accidente que exigió una importante operación, tuve que guardar cama en el hospital durante más de tres meses, y en ese tiempo pude volver a experimentar, de un modo mucho más intenso, el efecto de los mudras. No sé si me ayudaron a curarme más deprisa, pero lo que sí sé con certeza es que gracias a los mudras y a la filosofía que los sustenta pude disfrutar de bellos minutos, horas, incluso días enteros, a pesar de las penosas circunstancias en las que me hallaba. Con ellos no sólo podía mantener a raya el nivel de dolor, sino también influir de manera positiva en mi estado de ánimo. Llegué a desarrollar una paciencia y una serenidad casi inagotables, y no me costaba nada sentirme optimista. Además, sabía distraerme con facilidad, es decir, podía transformar mis pensamientos negativos en positivos, ir de lo insignificante a lo esencial y —muy importante— de lo desagradable a lo agradable y bello.

Así pues, los mudras me permitieron, durante este tiempo, tener muchas y muy buenas experiencias, por las que me siento muy agradecida. Me acerqué un poco más a la muerte y tuve que renovar mi decisión de vivir (o mejor dicho, la vida misma se encargó de renovarla). Durante aquellos meses también tuve mucho tiempo para pensar sobre qué quería hacer con el resto de mi vida. Algo que tuve claro muy pronto es que escribiría otro libro sobre mudras. Simplemente porque hay demasiados mudras maravillosos que todavía no he descrito. A mí me han servido de inmensa ayuda física, mental y espiritual, y estoy convencida de que también serán de gran valor para muchas otras personas.

Creo que después de todas las nuevas experiencias que la vida me deparó, tengo una mayor capacidad de entender, así como de ayudar, a muchas personas con sus preocupaciones, miedos y sentimientos de impotencia o tristeza.

Pero no se alarme, todo esto no ha dado como resultado un libro sombrío, pues a pesar de todos los pesares, no he perdido el sentido del humor. Durante una temporada incluso tomé parte en una terapia de la risa, aunque a veces más bien a regañadientes: es que era «espantosamente divertido». ¿No es siempre así: cuanto más grave se vuelve la situación, tanto más necesitamos el humor?

Espero que usted, se halle donde se halle, se beneficie enormemente de los mudras, tenga mucho éxito y pueda disfrutar una gran dicha, desde los pies hasta la cabeza. Le deseo también que adquiera una conciencia cada vez mayor de cómo puede moldear su vida, en cualquier situación —no importa lo adversa que pueda parecer en algún momento—, a partir de sus propias necesidades. Usted cuenta con infinitos recursos para sacarle el máximo partido (y aun un poco más). Cruzo los dedos para que lo consiga.

De todo corazón,

Gertrud Hirschi

*Las manos han de ser las servidoras
de un espíritu noble y las mensajeras
de un corazón bondadoso.*

Breve introducción a los mudras

El término *mudra* procede del sánscrito y significa «sello». Dividiendo la palabra en sílabas, la primera, *mud,* significa «gozo» y *ra* significa «producir». En una traducción muy libre, el término vendría a significar aproximadamente «un sello que produce gozo».

Los mudras son gestos que se hacen con las manos y los dedos, y que se conocen en el mundo desde tiempos inmemoriales. Las personas expresan todo aquello que piensan y sienten con gestos, ya sea en la vida cotidiana, en estado de meditación o durante el rezo. Existen también actitudes corporales y posturas de ojos y de lengua que, en yoga, se conocen como mudras. Sin embargo, estos no serán tratados en este libro.

En las culturas orientales, los mudras se utilizan con fines curativos desde hace milenios. Se transmiten por las familias de generación en generación. También los antiguos pueblos de América del Norte, Central y del Sur conocían los curativos masajes y posturas de manos. El control mental, la kinesiología y otras técnicas de terapia habituales en nuestro continente utilizan los mudras para influir en los procesos mentales y espirituales, ya sea para estimular o para relajar el cerebro. En las danzas sagradas hindúes se atribuye un gran significado a los mudras. A través de las manos se escenifican dramas completos: cada gesto contiene un mensaje claro y da expresión al sentimiento correspondiente.

Las imágenes y esculturas religiosas representan con frecuencia a Buda, a los dioses hindúes, a Cristo y a los santos católicos con las manos formando mudras. Estas imágenes muestran gestos de enseñanza y protección, o bien posturas de manos que simbolizan la bendición, el perdón, el afecto o el recogimiento interior. Los mudras confieren expresión y fuerza a los actos sagrados que realizan los sacerdotes, tanto en Oriente como en Occidente. Nosotros también podemos reforzar nuestras oraciones con la ayuda de los mudras y darles así un mayor peso para alcanzar la armonía interior y la curación.

Los mudras reflejan nuestros sentimientos y pensamientos. Y viceversa, también nosotros podemos influir positivamente sobre los pensamientos y sentimientos con ayuda de los mudras.

Un detalle curioso es que, a menudo, formamos mudras con las manos sin darnos cuenta y, además, suelen ser los más adecuados para ese momento. Es como si el cuerpo poseyera una sabiduría autónoma que siempre busca y encuentra la mejor forma de expresión. Y aún más: si observamos atentamente nuestros gestos y posturas de manos inconscientes, así como los de otras personas mientras nos comunicamos con ellas, podremos captar los pensamientos que cruzan nuestra mente y la de los demás, así como el estado de ánimo presente en ese momento, incluso sin contar con grandes conocimientos de psicología. Las manos no mienten. «Delatan» la falta de armonía que puede existir entre el interior y el exterior, en nosotros mismos o en nuestros interlocutores. Prestar atención a nuestros gestos de manos nos puede ayudar, pues, a desvelar el autoengaño. De ese modo podemos enfrentarnos a la verdad, actuar en consonancia y alcanzar un nuevo acuerdo con nosotros mismos.

¿Cómo actúan y qué efecto tienen los mudras?

Todos los mudras actúan sobre *cuerpo, mente y alma*. Dado que cada función corporal tiene un efecto sobre lo que percibimos, lo que sentimos y lo que pensamos, los tres niveles se benefician de esta práctica. La medicina china sabe desde hace mucho tiempo que los diferentes órganos pueden influir en los sentimientos y pensamientos. La energía débil o fuerte de un órgano repercute sobre lo que piensa y siente una persona. Y viceversa, también los pensamientos y sentimientos pueden debilitar o fortalecer el organismo. Por ello es importante que nos mantengamos siempre atentos a nuestra manera de pensar y actuar.

Mudras para el plano corporal

Los mudras actúan sobre el cuerpo principalmente a nivel energético, a través de los conductos de energía conocidos en la India como *nadis,* y en la medicina china y japonesa como *meridianos*. Puesto que los meridianos más importantes transcurren por las manos y los dedos (así como pies y dedos de los pies), y en ellos se encuentran su origen y su final, todos los órganos pueden ser tratados por medio del masaje del dedo o zona de la mano correspondiente.

Zonas reflejas de las manos

A continuación querría presentarle los tres sistemas de zonas reflejas de las manos. Observará que hay leves diferencias en la asignación de zonas o puntos de cada sistema. Eso no significa que un sistema sea mejor que el otro, sino únicamente que el masaje o la presión sobre los dedos actúa en diferentes frecuencias energéticas.

La asignación taoísta de órganos y partes del cuerpo

En el sistema taoísta, cada órgano y cada parte del cuerpo tiene su correspondencia en las zonas reflejas de la mano.

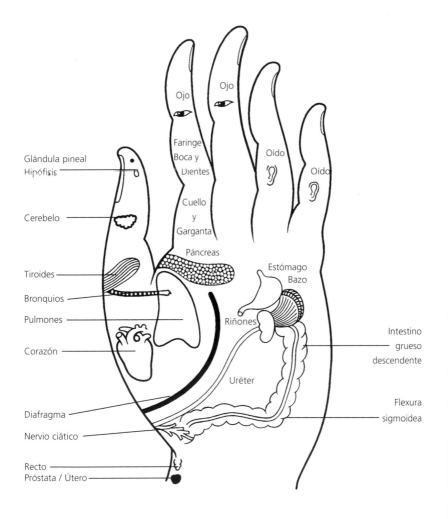

Teoría de las cinco zonas

También la llamada teoría de las cinco zonas afirma que el cuerpo entero se encuentra representado en la mano. Esto permite la eficacia de los masajes curativos de las manos. Al igual que el globo terráqueo se divide en paralelos y meridianos, la teoría de las cinco zonas proyecta sobre el cuerpo una retícula con zonas longitudinales y transversales. Todas las zonas empiezan en uno de los cinco dedos de las manos o de los pies. Las partes del cuerpo y los órganos que se encuentran en una zona determinada responden al masaje del dedo o parte de la mano o del pie correspondiente.

La primera zona transversal (A) corresponde a la cabeza y el cuello en el cuerpo, y en la mano, a los dedos y falanges. La segunda zona transversal (B) comprende el pecho y el abdomen en el cuerpo, y en la mano, la zona media de la palma. La tercera zona (C) corresponde al bajo vientre y la pelvis en el cuerpo, y en la mano, al final de la palma y los huesos del carpo. En el dorso de la mano encontramos, además, los puntos de la cadera, las piernas y las rodillas en la zona del carpo.

Las zonas longitudinales se dividen siguiendo los dedos. La zona uno sale del pulgar y se dirige hacia el centro del cuerpo. La zona dos corresponde al índice, la tres al dedo medio, la cuatro al anular, y la cinco, al meñique.

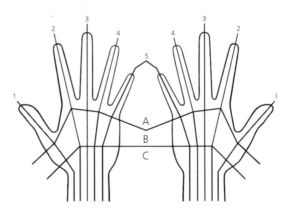

Las zonas reflejas según el Dr. Devendra Vora

Las dos ilustraciones de las páginas 20 y 21 pertenecen a un sistema de zonas reflejas de las manos que corresponde al de las zonas reflejas de los pies. Desde hace un tiempo, se ofrece un tratamiento basado en este sistema incluso en algunos hospitales suizos. El Dr. William H. Fitzgerald (1872-1942) es considerado el fundador de la reflexoterapia moderna. Sus investigaciones se basaron, entre otros, en los hallazgos realizados en los petroglifos de los antiguos incas y mayas. El Dr. Devendra Vora de Bombay, India, también se dedicó intensamente al estudio del saber tradicional sobre las zonas reflejas y logró resultados asombrosos en el tratamiento de múltiples enfermedades. Cada órgano tiene su reflejo en una zona de la mano que se puede estimular por medio del masaje o de los mudras; de esta manera se puede renovar y estimular la energía del órgano correspondiente. El método del Dr. Vora ha sido presentado en el libro *Hände gut – alles gut* [Las manos bien, todo bien] de E. TH. Tschoepke (Editorial Ch. Falk).

Como se puede ver en las ilustraciones, además de las zonas correspondientes a los órganos, hay también puntos que se relacionan con las glándulas endocrinas y los centros nerviosos, que desempeñan un papel muy importante en nuestra salud y bienestar. Los órganos del lado derecho del cuerpo se reflejan en la mano derecha, y los del lado izquierdo, en la mano izquierda. Todos los órganos, glándulas y zonas situadas en el centro del cuerpo (estómago, plexo solar, columna vertebral, cuello, nervios) tienen su reflejo en ambas manos, por lo que el masaje debe tener *la misma duración* en cada una de ellas.

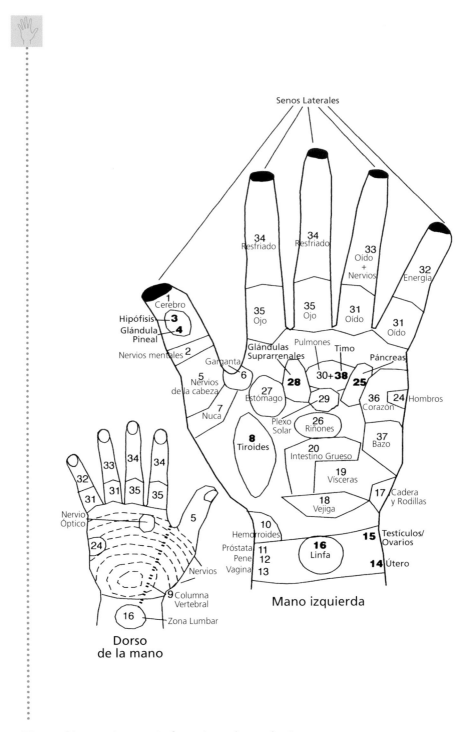

Senos Laterales

34
Resfriado

34
Resfriado

33
Oído
+
Nervios

32
Energía

1
Cerebro

Hipófisis 3

Glándula 4
Pineal

Nervios mentales 2

35
Ojo

35
Ojo

31
Oído

31
Oído

Garganta

5
Nervios
de la cabeza

6

Glándulas
Suprarrenales

Pulmones

Timo

Páncreas

27
Estómago

28

30+38

25

7
Nuca

29

36
Corazón

24 Hombros

8
Tiroides

Plexo
Solar

26
Riñones

20
Intestino Grueso

37
Bazo

Nervio
Óptico

33

32

31

34

35

34

35

5

19
Vísceras

17
Cadera
y Rodillas

24

18
Vejiga

10
Hemorroides

15
Testículos/
Ovarios

Nervios

Próstata 11
Pene 12
Vagina 13

16
Linfa

14 Útero

9 Columna
Vertebral

16

Zona Lumbar

Mano izquierda

Dorso
de la mano

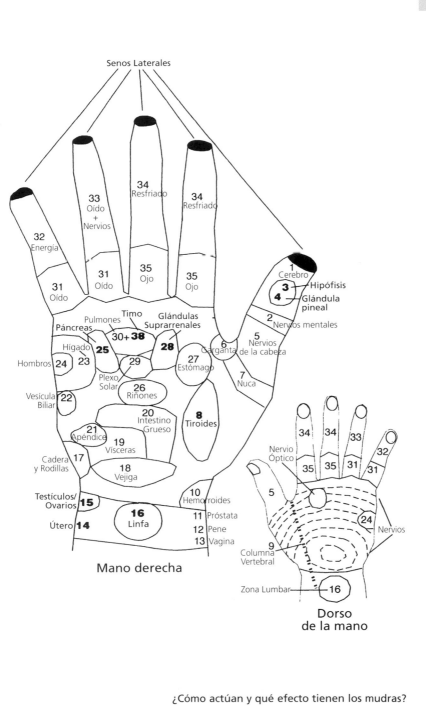

Senos Laterales

32
Energía

33
Oído
+
Nervios

34
Resfriado

34
Resfriado

1
Cerebro
Hipófisis
3
4
Glándula
pineal

31
Oído

31
Oído

35
Ojo

35
Ojo

2
Nervios mentales

Timo
Pulmones
Páncreas

Glándulas
Suprarrenales

5
Nervios
de la cabeza

Hígado
25

30+38

28

6
Garganta

Hombros 24 23

29

27
Estómago

7
Nuca

Plexo
Solar

26
Riñones

Vesícula 22
Biliar

20
Intestino
Grueso

8
Tiroides

21
Apéndice

19
Vísceras

Cadera 17
y Rodillas

18
Vejiga

Testículos/
Ovarios 15

10
Hemorroides

16
Linfa

11 Próstata

Útero 14

12 Pene

13 Vagina

Mano derecha

Dorso de la mano

34 34 33

Nervio
Óptico

35 35 31

32

31

5

24

Nervios

9
Columna
Vertebral

Zona Lumbar
16

**Dorso
de la mano**

Masaje de las zonas reflejas

- Masajee las manos con una presión ligera, como si se las lavara o se aplicara una crema.
- Frote vigorosamente las palmas de las manos entre sí, después los bordes internos y externos y, por último, los carpos.
- Coloque la yema del pulgar o del índice en posición plana sobre el punto correspondiente y haga un movimiento de «bombeo» (unas cincuenta veces). La presión no ha de ser muy fuerte, sólo lo bastante para que usted la perciba.
- Si desea masajear un punto de una glándula o de un nervio, presione con la punta del pulgar o del índice y prolongue el tiempo de presión, pues estos puntos se encuentran a mayor profundidad en la mano.

Mudras para el plano mental

Es fascinante descubrir todo lo que podemos hacer con las manos por nuestro órgano del pensamiento, el cerebro. Hace ya 35 años que conocí y empecé a utilizar los primeros mudras como juegos de dedos para niños pequeños o con dificultades de aprendizaje. Cuanto más hábiles y flexibles son las manos, tanto más definido es, por regla general, el pensamiento (existen, naturalmente, excepciones). Más tarde, hallé nuevas posturas de manos en los campos de la kinesiología, el entrenamiento mental para empresarios y la gimnasia cerebral.

Practicar estas posturas de manos y notar con cuanta rapidez recupero la buena forma mental me reporta un gran placer. Cuando enseño estos trucos en mis clases, el eco que me devuelven los alumnos es siempre positivo.

Fíjese alguna vez en las manos de las personas con las que trata. Si las manos son fuertes, flexibles y hábiles, generalmente destaca también la mente por su buena memoria, claridad, ductilidad, inteligencia y capacidad lógica. En Suiza, en el campo de la geriatría, se realizan incluso pruebas de este tipo con las personas mayores para determinar su grado de agudeza mental.

Sugerencia Practique un *hobby* que requiera destreza de los dedos y unas manos fuertes y flexibles (las tareas domésticas, la jardinería y los trabajos manuales resultan idóneos para ello) o aprenda a tocar un instrumento musical. Eso le mantendrá a la vez en plena forma mental.

Ahora me gustaría presentarle un masaje ultrarrápido (90 segundos), que puede realizar en la oficina de vez en cuando, cuando necesite despejarse mentalmente.

Masaje de dedos para despejar la mente

- Rodee el pulgar con los dedos de la otra mano y haga un movimiento rotatorio, como si quisiera extraer el corcho de una botella. Haga lo mismo con los demás dedos.
- Masajee ahora con el pulgar, en 6 movimientos circulares, la raíz de la primera falange del índice, medio, anular y meñique de ambas manos.
- Masajee entonces la parte inferior de cada índice (aproximadamente 6 segundos cada uno), y después la parte superior y la punta.
- Para terminar, masajee la parte superior de ambos meñiques.

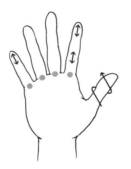

Mudras para el plano emocional

Durante mi larga convalecencia, practiqué los mudras sobre todo para «levantarme el ánimo», como se suele decir. De otro modo, no sé cómo habría podido sobrellevar las largas semanas en las que no podía estar más que tumbada boca arriba. Gracias a los mudras, sin embargo, pude ponerme a tono, como si fuera un instrumento, lo cual produjo un efecto sobre la «música» que emitía. ¿No es maravilloso saber que poseemos la capacidad de influir sobre nuestro estado anímico, y que, por tanto, no estamos meramente a su merced?

Muchos estados negativos (depresión, agresividad, miedo, fatiga) son un síntoma de *falta de movimiento, desasosiego y una respiración superficial.* Al tomarnos el tiempo para practicar un mudra y concentrarnos en una respiración más profunda, pronto nos daremos cuenta de cómo se transforma también nuestro estado de ánimo: una calma vigorosa se extiende por nuestro interior y de ella nace una fuerza serena. Mientras practicamos el mudra, quizá encontremos también el tiempo y la tranquilidad necesarios para recapacitar unos instantes sobre los sucesos del día, sobre nuestro trabajo, nuestras obligaciones o nuestra relación de pareja. Ello nos da pie a plantearnos si sería conveniente llevar a cabo algún cambio.

Incluso cuando nuestros estados negativos vienen provocados por las circunstancias que nos rodean, no debemos olvidar que nuestro bienestar depende en gran medida de nuestra química interior. Se escaparía del marco de este libro exponer qué sustancias y hormonas tiene que segregar el cuerpo para que nos sintamos ligeros y animados, en lugar de pesados y deprimidos. Sin embargo, si le interesa este tema, encontrará más información en el libro de Josef Zehentbauer *Körpereigene Drogen* [Las drogas propias del cuerpo].

Junto con las posturas de manos y dedos, también la respiración, las visualizaciones y las afirmaciones desempeñan un papel importante. En la explicación de cada mudra también incluyo todo aquello que debe tenerse en cuenta durante la práctica —como por ejemplo, nuestra actitud interior, que debería reexaminarse cada vez—, así como pequeñas sugerencias o consejos.

Cada mudra, en combinación con una buena respiración, tiene un efecto positivo sobre la secreción de las drogas propias del cuerpo. Todos disponemos de una especie de circuito interno que sirve para que nos sintamos bien. A veces, sin embargo, este circuito se encuentra sobrecargado a causa de nuestro estilo de vida: exceso de preocupaciones, hábitos alimenticios poco sanos, falta de líquidos, o de aire, sol o ejercicio físico. Gracias a los mudras, está literalmente en nuestra mano volver a recuperar el equilibrio.

El Tao-yoga asigna los siguientes sentimientos a los diferentes dedos:

Pulgar: preocupación
Índice: tristeza
Dedo medio: impaciencia, desasosiego
Anular: rabia, ira
Meñique: miedo y temor

Ahora me gustaría enseñarle un mudra excelente para la fortaleza del corazón, la satisfacción, el cariño y la confianza:
- Póngase de pie, separe ligeramente las piernas y doble un poco las rodillas.
- Coloque los brazos como si fuera a abrazar un árbol (10 a 30 segundos).
- *Afirmación: Yo amo al mundo y el mundo me ama a mí.*
- A continuación sitúe las manos con los dedos cruzados por delante del pecho (60 a 90 segundos).
- *Afirmación: Mi entrega a la divinidad que me ha creado y me ama, me otorga una confianza inquebrantable en todo.*

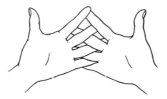

En las manos se reflejan los motivos
más profundos de la mente y del espíritu.

Asignación de los rasgos de carácter a los dedos

El arte de leer las manos está muy extendido. Los rasgos fuertes y débiles del carácter se manifiestan en las manos, y hasta el mismo curso de la vida se puede leer en sus trazos. El arte de leer las manos puede resultar un medio excelente para conocer mejor las propias virtudes y defectos; sin embargo, como oráculo del futuro me parece más bien peligroso. La asignación de los rasgos de personalidad a los diferentes dedos resulta, en todo caso, de gran interés:

Pulgar: fuerza de voluntad, capacidad de imponerse, dinamismo, intuición.
Índice: autoestima, independencia, sentimiento de valía, ambición, autoridad, conocimiento de sí mismo, inteligencia, inspiración, visión de futuro.
Medio: capacidad de acción, materialismo, racionalismo, perseverancia, responsabilidad, esmero, compromiso, estabilidad, recogimiento, reflexión, equilibrio interior.
Anular: sentido estético, creatividad, sensualidad, idealismo, cordialidad, disfrute del placer, capacidad de conexión mental, relación con el medio ambiente.
Meñique: comunicación, retórica, afán de saber, agilidad mental, sentido de los negocios, visión clara, adaptabilidad, sexualidad, espiritualidad.

El lenguaje de las manos es
noble, amable y vigoroso.

Cómo se practican los mudras

A modo de anticipo: la práctica de los mudras es muy sencilla. La presión que ejercen las manos, o los dedos, es siempre suave. La sensación debería ser como si la fuerza de atracción de dos imanes uniera las manos o los dedos, según el caso.

Los mudras aquí descritos son todos sencillos y los debería poder realizar cualquier persona. Procure mantenerse en un estado de relajación mientras practica los mudras. Si lo desea, puede cerrar los ojos. Si se fatiga, haga una pausa: deje caer los brazos, deshaga brevemente el mudra y vuelva a adoptar la postura al cabo de un rato. Los mudras pueden practicarse *de pie, andando, en posición sentada o tumbada.*

De pie: adopte una postura corporal centrada, erguida y relajada. Los pies apuntan hacia delante, separados a la anchura de las caderas y con las rodillas ligeramente dobladas.

Andando: procure mantener un paso constante, pausado y rítmico.

Posición sentada: si está sentada o sentado en una silla —y concretamente en el borde delantero de la misma—, los pies deberían reposar planos en el suelo, dirigidos hacia delante. De esta manera mantendrá un buen contacto con la tierra y podrá beneficiarse al máximo de su fuerza estabilizadora, regeneradora y equilibrante. Si practica los mudras en posición sentada, con las piernas cruzadas o en postura de meditación, los bordes externos de ambos pies deberían reposar sobre el suelo, pues eso favorece el flujo de la energía telúrica. *Siéntese con una postura relajada y erguida, con la mirada dirigida al frente.* En esta postura, la energía interior puede circular de una manera óptima. Si se fatiga, puede dejarse caer un momento hacia su centro y recuperar después la posición erguida. Como efecto secundario, percibirá que esta postura fortalece su espalda. Cada vez podrá mantenerse más tiempo en esta posición sin fatigarse, incluso sin respaldo.

Posición tumbada: si desea practicar los mudras en posición tumbada, échese de espaldas, relájese y asegúrese de que el cuerpo repose de una manera simétrica. Es muy recomendable colocar un almohadón bajo las corvas de las piernas y otro debajo de la cabeza (no de la nuca). Así todas las articulaciones están ligeramente dobladas, lo cual influye positivamente en el flujo de energía por todo el cuerpo.

También en el *lecho de enfermo*, donde su movilidad se ve limitada, en situaciones difíciles *en la oficina* o *en situaciones de exámenes* puede recurrir a los mudras.

En el lecho de enfermo: si se encuentra en un estado demasiado débil o enfermo para adoptar cualquiera de estas posturas, practique los mudras de la manera que le resulte posible. Si no puede realizar el mudra con ambas manos, hágalo simplemente con una y dele apoyo con la otra; también puede pedirle a otra persona que le sostenga la mano.

Mudras en la oficina y en exámenes: contamos con una multitud de mudras que se pueden realizar con absoluta discreción, pues el esfuerzo que requieren es mínimo. Antes de tomar una decisión difícil, o bien antes o durante un examen, unos pocos segundos de calma pueden ser de gran ayuda. En caso de necesidad, practique los mudras en el servicio. Si se encuentra en un estado muy agitado o nervioso, antes del acontecimiento en cuestión puede dar una vuelta a la manzana a paso ligero y practicar el mudra durante el paseo.

Para los casos más cotidianos me gustaría ofrecerle las siguientes pautas:

Haga de su práctica de mudras un ritual sagrado y curativo. Dirija toda su atención al masaje o a la postura de las manos y a su respiración. Puede mantener la atención en la respiración todo el tiempo o, después de 10 o 15 movimientos respiratorios, dirigirla hacia una visualización o afirmación. También puede reflexionar sobre el asunto que le preocupe en ese momento, pero, en tal caso, que sea de una manera positiva, descubriendo las causas del problema y buscando soluciones.

Practicar los mudras en silencio en un ambiente hermoso y acogedor contribuye en gran manera a lograr un efecto favorable. Además, contamos con muchos otros recursos que le presentaré brevemente a continuación. Lo importante es no cambiar con demasiada frecuencia de «remedio», puesto que el inconsciente reacciona muy positivamente a las repeticiones. A través de los mudras, usted desea conseguir un efecto positivo y curativo en el plano físico, mental o espiritual; para ello hace falta un «tratamiento» adecuado, y las «aplicaciones» concretas se deben realizar de un modo consecuente.

Música: escuche la música adecuada, o simplemente su pieza preferida.
Cantar: con el canto puede liberar energía hacia el exterior.
Bailar: la danza le puede dar el impulso que necesita y una cierta ligereza.
Colores: los colores de sus prendas de vestir y de los objetos que le rodean (velas, cojines, telas, etc.) influyen en su estado de ánimo y tienen un efecto curativo y regenerador.
Piedras y cristales: al sostenerlos en la mano o tenerlos al lado, podrá percibir su radiación.
Aromas: los olores estimulan el tronco encefálico, que colabora íntimamente con las fuerzas curativas y regeneradoras e influye positivamente en los sentimientos y pensamientos.

¿Durante cuánto tiempo se practica un mudra?

En las explicaciones he prescindido muy conscientemente de indicar el tiempo que se debe practicar cada mudra. Esto obedece al hecho de que durante mis largos años de práctica he constatado una y otra vez que *el tiempo que necesitamos para realizar un mudra varía mucho de persona a persona.* Por ello, me gustaría darle simplemente unas pautas generales:

- Para dolencias corporales agudas, mantenga el mudra hasta que se produzca el efecto deseado.
- En caso de dolencias crónicas, practique el mudra tres veces al día, mañana, tarde y noche. Empiece con 3 o 5 minutos y pregunte a su interior cuál es la duración correcta para usted: la respuesta aparecerá con toda seguridad. La regularidad constituye en esta práctica un factor muy importante. Propóngase una cierta duración y manténgala durante unos días.
- Si desea practicar un mudra en medio de otras actividades, 7, 14 o 21 movimientos respiratorios serán una buena medida de tiempo.

Los tiempos recomendados por otros expertos en mudras oscilan entre los 15 segundos y los 45 minutos. Yo los suelo practicar entre 3 y 20 minutos. Le recomiendo que vaya experimentando para descubrir el tiempo que más le conviene.

Sugerencia *Para no tener que preocuparse por el tiempo, puede utilizar un avisador de cocina que le indique cuando ha transcurrido el tiempo establecido. Un reloj pulsera con alarma sólo es apropiado si no lo lleva puesto, ya que los relojes electrónicos tienen un efecto negativo sobre el campo de energía.*

¿Cuándo surte efecto un mudra?

¿Cuántos días o bien semanas tarda un mudra en surtir efecto? Cada curación es un proceso que requiere su tiempo. Este proceso sólo se deja influir parcialmente. Por ello puede suceder que deba practicar un mudra durante semanas o meses hasta que se haya completado el proceso de curación corporal. Si se trata de cambios mentales o emocionales, se puede aventurar un pronóstico de tiempo más aproximado. *Los cambios o transformaciones en el plano anímico-mental suelen durar normalmente entre 21 y 42 días*. Si buscamos desprendernos de un viejo hábito o adoptar un nuevo modo de comportamiento, suelen transcurrir al menos 3 semanas hasta que hemos modificado debidamente nuestra estructura interna y nos hemos adaptado al cambio.

Los mudras también pueden provocar un *empeoramiento inicial*, que puede tomar la forma de ráfagas de calor, escalofríos, melancolía, agresividad o fatiga. No intente detener esas reacciones. Un proceso de este tipo puede ser un indicador de que algo está sucediendo en el interior, de que está teniendo lugar una curación y/o un cambio de orientación. En general, tal como yo he descrito los mudras, tienden a surtir efecto, de manera plácida. Aún así, cada persona es diferente y experimenta el efecto también de manera diferente. Por lo tanto, ¡preste mucha atención a su persona y cuídese bien!

Es muy importante que comunique a su médico cualquier dolor difuso o sensación de malestar que experimente. Si sus dolencias se pueden achacar exclusivamente al estrés, los mudras serán entonces su mejor aliado, siempre y cuando usted se ocupe también de replantearse seriamente la manera en que lleva a cabo sus deberes y obligaciones. En caso de necesitar tratamiento médico, los mudras pueden utilizarse muy provechosamente como apoyo al proceso curativo.

¿Cuántos mudras se pueden practicar al día?

Al sostener un nuevo libro de mudras en las manos tal vez sintamos, llevados por el entusiasmo, el deseo de empezar a probar inmediatamente todos los mudras para los diferentes órganos y zonas del cuerpo. Sin embargo, yo se lo desaconsejaría. Le sugeriría que practique uno por la mañana, para empezar el día con buen pie, en caso necesario otro después de la comida para favorecer la digestión, durante el día uno para estar de buen humor y con la mente despejada y, por la noche, uno más para disfrutar de un buen sueño reparador. *Para un problema físico o anímico-mental, no escoja más de dos mudras, que debería practicar con absoluta regularidad durante 21 días, en fracciones de 3, 5, 7, 10 o 21 minutos cada vez.* Por supuesto, también puede confeccionarse su propio ciclo de mudras: las indicaciones para confeccionar un ciclo personal aparecen en la página 182.

Masaje de manos como preparación al mudra

Un masaje de manos es algo que le recomiendo muy encarecidamente, ya sea antes de practicar el mudra, o bien en forma de una breve pausa durante la práctica. En las descripciones de muchos mudras le propongo un mini-masaje a modo de preparación. En la realización del mismo no hará nada mal a menos que presione, frote o golpee con rudeza —es decir, de un modo insensible y poco cariñoso— o durante un tiempo excesivo. *De 30 a 60 segundos son más que suficientes.* Con este pequeño masaje ya puede sensibilizar la zona de las manos o dedos que va a presionar con el mudra. Los masajes de manos tienen siempre un efecto global: no sólo hacen las manos más flexibles, ágiles y fuertes, sino que transmiten estas mismas cualidades a todo el cuerpo y al cerebro. De este modo podemos ejercer una influencia positiva sobre nuestras estructuras mentales y nuestras emociones. Hasta cierto punto, «pensamos» con las manos y éstas expresan nuestro estado de ánimo. *Al mover o detener las manos podemos transformar nuestros pensamientos y sentimientos.* En mi primer libro sobre mudras [*Mudras, el poder del yoga en tus manos*] encontrará también otras propuestas de masajes.

Hastas: posturas de brazos

Ciertas posturas de brazos pueden realzar el efecto del mudra. Sin embargo, hay que cuidar de que no se produzcan tensiones en la nuca o en los hombros, pues éstas perjudicarían el flujo de la energía. *Es, pues, muy importante que los brazos y los hombros permanezcan del todo relajados.* Si se fatiga, deje caer brevemente las manos y déjelas reposar sobre el regazo o sobre un almohadón. También puede empezar practicando el mudra a la altura corporal indicada durante los primeros segundos y seguir después con las manos reposando sobre el regazo.

Levantar repetidamente las manos a la altura del pecho, del cuello o de la frente *fortalece la espalda, la nuca y los hombros.* Esta fuerza adicional le proporciona entonces una sensación de mayor resistencia y más ánimo, dinamismo y confianza en sí misma o en sí mismo. Pero concédase tiempo para ello: este entrenamiento puede durar fácilmente dos semanas como mínimo. Dedique unos momentos a sentir su cuerpo y notará como va ganando fuerza semana a semana —y no sólo físicamente—; disfrute con la sensación.

Las posturas de brazos tienen, además, una influencia positiva en el *volumen respiratorio* de los pulmones. Según la altura a la que mantiene las manos, se estimulan diferentes zonas del pulmón que, a su vez, corresponden a determinadas zonas del cuerpo, de las manos o de los dedos. Al levantar las manos a la altura de la frente, favorece la respiración superior que, a su vez, influye positivamente en la actividad cerebral. Las manos a la altura del pecho estimulan la respiración media, responsable del torso (especialmente el corazón) y los brazos. Al dejar las manos sobre el regazo o los muslos se estimula la respiración inferior, que repercute positivamente sobre el bajo vientre y las piernas.

Sugerencia Adopte el hábito de dejar siempre un pequeño hueco entre los brazos y el tronco; estos pocos milímetros incrementan considerablemente el volumen respiratorio.

Las *disciplinas del aura y de los chakras* ofrecen la explicación de otro efecto de las posturas de brazos. El ser humano vive rodeado de diferentes frecuencias energéticas que actúan sobre su organismo y a través de él. Las energías de materia gruesa pueden ser percibidas, pero no así las más sutiles. A lo largo de la columna se hallan cinco centros energéticos, llamados chakras, que giran como ruedas y exhiben colores y matices muy concretos. A la altura de la frente se encuentra otro de estos centros energéticos y en la coronilla, el más alto de todos.

Estos siete centros constituyen los llamados chakras principales (hay también otros chakras más pequeños). Los chakras se podrían comparar a generadores eléctricos. Captan la energía entrante, la procesan, la transforman y la distribuyen de nuevo. Los chakras son también una especie de «nódulos de comunicación» de los *na-*

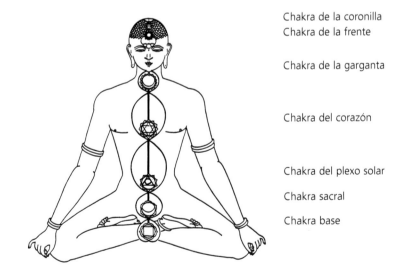

Chakra de la coronilla
Chakra de la frente

Chakra de la garganta

Chakra del corazón

Chakra del plexo solar

Chakra sacral

Chakra base

dis (conductos de energía), hacia los que conducen y derivan la energía. Además, convierten las diferentes frecuencias energéticas en sensaciones inteligibles para los humanos, esto es, pensamientos y sentimientos. También se ocupan de subsanar posibles deficiencias energéticas y de que las diferentes energías fluyan hacia los lugares adecuados. Los chakras pueden describirse también como los órganos del cuerpo energético.

Si centramos regularmente la conciencia en un chakra determinado, sosteniendo el *mudra en su campo energético*, se activa su vibración. Cuando no nos sentimos del todo bien a nivel físico, mental o emocional, tampoco los chakras suelen funcionar a pleno rendimiento; en tal caso no puede hacer ningún daño disponer de un poco más de potencia.

Soy tu respiración:
trátame bien y
yo actuaré correctamente.

La respiración

La respiración es de suma importancia para nuestra salud y bienestar. Y lo mejor de todo es que nosotros podemos influir en la respiración y, por ende, en nuestra salud y nuestro bienestar. Cuando nos concentramos, nos alegramos, activamos nuestro cuerpo, nos apresuramos, nos aburrimos, cuando estamos excitados o melancólicos, respiramos en consonancia. La respiración se adapta siempre a nuestro estado de ánimo y todas las funciones corporales inconscientes están conectadas a ella. *Los métodos de respiración que vamos a tratar aquí fomentan la calma y la relajación, desarrollan la fuerza y equilibran cualquier deficiencia o exceso.*

La respiración consciente, lenta, rítmica, delicada, refuerza el efecto de los mudras. Las dos pausas —tras la inspiración y la espiración— son especialmente importantes. Durante la pausa tras la inspiración aumenta el contenido de oxígeno en la sangre, lo cual desempeña un papel fundamental en el funcionamiento de cada célula corporal y del cerebro, determinando en gran manera, por lo tanto, nuestro estado de ánimo. Durante la pausa tras la espiración se regeneran las sutiles energías internas.

Es importante tener en cuenta las siguientes reglas básicas de respiración:

La respiración se realiza siempre por la nariz.
Inspire profundamente y note como el pecho y el abdomen se curvan ligeramente hacia fuera, contenga la respiración 2 o 3 segundos y espire lentamente, apretando suavemente y con conciencia la pared abdominal. Espere con algo de paciencia hasta que aparezca de nuevo el impulso de inspirar, inspire entonces profundamente y repita el proceso.

Respire siempre a su propio ritmo y la respiración será y se mantendrá profunda, regular, lenta y suave.

- Si desea practicar un mudra *para reanimarse*, haga una inspiración más honda y prolongue la pausa posterior.
- Si desea alcanzar el *equilibrio interior*, concéntrese en la regularidad de la inspiración y la espiración.
- Si busca encontrar *relajación* con un mudra y *tranquilizarse*, haga la espiración más lenta y profunda y prolongue la pausa posterior.

Nunca fuerce nada con la respiración. Observe serenamente el ritmo, y si los pensamientos empiezan a divagar, traiga de nuevo la atención a la respiración.

Ahora me gustaría enseñarle algunas técnicas de respiración que puede aplicar según el caso durante la práctica de los mudras.

Respiración dinámica para reanimar la mente

- Adopte el ritmo de respiración descrito antes (inspiración – pausa – espiración – pausa).
- Durante la *inspiración*, contraiga los glúteos y el esfínter anal y toque el paladar superior con la lengua.
- Con la *espiración*, relaje toda la tensión y deje descansar la lengua.
- Repita toda la secuencia de 12 a 48 veces.

Este técnica constituye a la vez un entrenamiento muy eficaz del fondo de la pelvis. Fortalece los esfínteres de la vejiga y del ano, y hoy en día se considera el *remedio secreto* contra la incontinencia urinaria (se puede practicar en el inodoro después de la micción).

Respiración para el equilibrio, la ecuanimidad y la firmeza de nervios

- Durante la *inspiración*, centre la atención en la ventana *derecha* de la nariz (notará la entrada de aire) y durante la *espiración*, en la ventana *izquierda* de la nariz (notará el aire que sale).
- En la siguiente *inspiración*, centre la atención en la ventana *izquierda*, y en la *espiración*, en la *derecha*.
- Realice varias veces esta alternancia (12 a 36 veces).
- Al final, haga un mínimo de 6 respiraciones en las que deje fluir conscientemente el aire por ambas ventanas, percibiéndolo en todo momento.

Respiración de trance para ahondar en las visualizaciones

- Inspire profundamente.
- Acerque la barbilla al esternón.
- Contenga unos segundos el aliento.
- Levante la cabeza.
- Espire.
- Repetir toda la secuencia unas 12 veces.

En algunos de los mudras que presento en el libro le aconsejaré que programe de nuevo su inconsciente mediante las visualizaciones y afirmaciones que le propongo. Donde mejor se da este proceso es en el nivel de las ondas alfa (hipnosis ligera), y esta técnica de respiración le ayuda precisamente a ello. Dicho sea de paso: con esta técnica me puedo levantar el ánimo en un santiamén (me quedo incluso un poco «colocada»).

Respiración para los órganos

- Adopte el ritmo de respiración descrito antes (inspiración – pausa – espiración – pausa).
- Dirija ahora su atención hacia un órgano interno y dedíquele una sonrisa afectuosa.
- Permanezca durante algunos movimientos respiratorios en ese órgano al que desea mandar energía, y pase luego al siguiente.
- Puede hacer lo mismo con una parte del cuerpo debilitada o enferma (una articulación, por ejemplo). Imagine que, junto con su sonrisa, manda energía curativa y regeneradora a la parte del cuerpo afectada.

Respiración anti-estrés

- Adopte el ritmo de respiración descrito antes (inspiración – pausa – espiración – pausa).
- Note como fluye el aire por la nariz e imagine como se dirige hacia su abdomen a través de un cilindro. Visualice un globo en su vientre, que se hincha con el aire que le llega.
- Contenga el aliento y piense «energía para adentro».
- Espire, deje que se aplanen el pecho y el vientre y piense «estrés para afuera».
- Repita toda la secuencia de 5 a 10 minutos.

Abre el corazón y las manos:
sólo así estarás preparado
para los regalos de la vida.

Organización de pensamientos y sentimientos

No puedo insistir lo suficiente en la importancia que tiene lo que pensamos y sentimos mientras practicamos un mudra.

Las condiciones ideales se crean dirigiendo la atención el mayor tiempo posible a la respiración, pues esto es lo que estimula nuestra capacidad de autocuración y regula el sistema nervioso vegetativo, que dirige todos los procesos inconscientes del cuerpo.

El Dr. Jon Kabat-Zinn, autor de los libros *Gesund und stressfrei durch Meditation* [Sano y sin estrés a través de la meditación] e *Im Alltag Ruhe finden* [Encontrar la calma en la vida cotidiana], pudo demostrar gracias a sus investigaciones que el efecto curativo y paliativo del estrés también se produce aunque uno tienda a divagar con la mente. Para ello, simplemente debemos *dirigir nuestra atención una y otra vez a la respiración.* Tener esto en cuenta puede resultar muy reconfortante para aquellas personas que experimentan dificultades al intentar mantener la concentración. En su clínica de reducción del estrés de Nueva York, el Dr. Kabat-Zinn ha ayudado a muchos pacientes con dolencias crónicas y diversas enfermedades de la vida moderna que habían sido dadas por incurables por la medicina convencional.

Es también esencial que recapacite sobre las causas de sus problemas y que busque soluciones para los mismos. Me doy perfecta cuenta de que «del dicho al hecho hay mucho trecho», puesto que a menudo nos encontramos con resistencias internas y externas que nos bloquean. A pesar de todo, yo le animo a probarlo. ¡No se deje vencer! Para ello le ofrezco algunas sugerencias:

- No busque nunca una solución definitiva, pues ésta no existe. Confórmese con una pequeña y atractiva solución que pueda llevar a la práctica.
- No se deje perturbar por los «consejos» de la razón.
- Concédase tiempo.
- Deje de lado en todo momento cualquier sentimiento de culpa.

- Aborde la cuestión con cariño comprensivo y comprensión cariñosa.
- Escuche siempre a su interior y consulte con su guía interno.

Visualizaciones y afirmaciones

La práctica de *visualizaciones* (imágenes interiores) es un método sencillo pero muy efectivo de aprovechar nuestra propia energía. A través de ellas podemos influir positivamente en nuestro estado de salud, nuestro entorno y nuestro estado de ánimo y, de esta manera, obtener mayores éxitos y mayor satisfacción. El poder de la imaginación opera una profunda transformación que contribuye a realizar todo el potencial de nuestras aptitudes, recursos y objetivos. Si al querer practicar un mudra dedicamos unos instantes al recogimiento interior, podemos aprovechar este tiempo de un modo óptimo dejando surgir ante nuestro ojo interno las imágenes apropiadas. En estas imágenes podemos proyectar los resultados deseados, experimentar con un nuevo modo de comportarnos, influir en el inconsciente con los símbolos adecuados, o simplemente tomarnos unas pequeñas «vacaciones» de la rutina diaria y dejar volar el espíritu o hacer acopio de fuerzas.

La visualización inconsciente constituye una parte inseparable de nuestras vidas —nos demos cuenta o no, es lo que hacemos constantemente—, y nuestras fuerzas interiores están siempre trabajando para convertir en realidad, en la vida externa, estas fantasías de la imaginación. El estrés, los miedos y muchos otros sentimientos y estados anímicos negativos suscitan imágenes igualmente negativas, que nosotros, en estos instantes de recogimiento interior, podemos corregir e incluso cambiar completamente de signo. Las imágenes que le propongo en combinación con los mudras han sido elegidas cuidadosamente, pero usted las puede retocar y adaptar a su propia imaginación, si así lo desea. Fíjese sobre todo en sus propios sentimientos: si una imagen le motiva, le abre, le fortalece, le inspira o le hace feliz, entonces quédese con ella al menos 21 días.

Junto con cada mudra le propongo también una *afirmación*. Las afirmaciones son herramientas muy potentes, pues a través de ellas damos instrucciones a nuestra fuerza interior para convertir esto o aquello en realidad. Aun cuando parezca que no se consigue ningún resultado en el exterior, en el interior siempre hay algo que se pone en movimiento.

Una afirmación se puede pensar, susurrar, cantar e incluso vociferar al ritmo de la respiración. Al practicar un mudra, puede expresar la afirmación una sola vez al principio o bien tres veces al final. Las afirmaciones también las puede modificar en función de sus propias necesidades. Pero es importante pensarse bien estas modificaciones; exprese sólo aquello que verdaderamente desee. Quizá le gustaría escribir la afirmación unas cuantas veces en un pedazo de papel y después leerla en voz alta, hasta que le llegue al alma, por así decirlo.

De un modo muy personal, me gustaría animarle a usar las visualizaciones y afirmaciones. Nunca dejarán de asombrarme los «milagros» que obran en mi vida y mi propia transformación hacia algo más positivo. Podría escribir todo un libro sobre los pequeños y grandes milagros que han operado en mi vida. Hace poco, mi marido me dijo entre risas que me había convertido en una auténtica bruja. Bueno, ¿y qué?, mientras me haga feliz a mí misma y a los demás.

Shakti Gawain, la autora de *Visualización creativa*, lo expresa con gran acierto al escribir: «Cada momento de tu vida es infinitamente creativo, y el universo es de una generosidad ilimitada. Expresa tu petición con suficiente claridad y todo aquello que desee tu corazón te será dado.» Algunos buenos libros sobre visualizaciones y afirmaciones que les puedo recomendar son: *Wenn die Seele Urlaub macht —Erfolgreich tagträumen* [Cuando el alma se toma vacaciones— Soñar despierto con éxito] de Rudolf Riedl; *Kreativ Reichtum schaffen* [Crear riqueza con creatividad] de Sansya Roman; *Sana tu cuerpo* [*] de Louise L. Hay y *Autosuggestion kurz und praktisch* [La autosugestión de un modo breve y práctico] de Dagmar Müller.

---

[*] Ediciones Urano, Barcelona, 1992. (*N. del E.*)

Mudras

para el cuerpo, el alma y la mente

Cada mudra es un alto en el camino,
una visión, un buen propósito,
un acto de amor para consigo mismo,
una creación de fuerza interior,
momentos dichosos que nada cuestan
y que son, con todo, el bien más preciado.

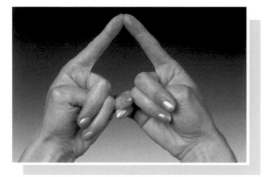

Mudra del saber y la sabiduría

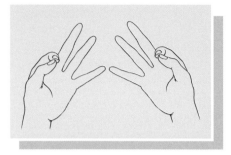

Preparación Con las dos manos, frote el índice contra el pulgar y una después sus puntas. Los otros dedos permanecen extendidos. Levante ahora las manos hasta la altura del corazón. Describa círculos con las manos desde las muñecas mientras extiende los brazos al frente con la espiración y acérquelos de nuevo al corazón con la espiración. Luego, extienda los brazos hacia arriba con la espiración, y de vuelta al corazón con la inspiración, después hacia abajo y de vuelta, hacia atrás y de vuelta, o sea, en todas las direcciones.

Mudra Coloque las manos en la postura antes descrita sobre los muslos y busque un estado de quietud.

Respiración Respire honda, lenta, rítmica y suavemente. Las pausas tras la inspiración y la espiración son algo prolongadas. Note la respiración en el pecho y el abdomen.

Efecto Se podría decir que éste es el rey de los mudras y que realiza el efecto de todos los demás. Puede practicarlo antes o después del mudra curativo que haya elegido, o puede formarlo con la mano derecha mientras hace el otro con la izquierda. El mudra de la sabiduría ayuda en casos de insomnio, somnolencia, depresiones, estreñimiento e hipertensión. En el plano anímico-mental mejora la memoria, aumenta la capacidad de concentración y contribuye a mantener la mente despejada, tranquila y clara.

En Oriente se conoce este mudra como el «gesto del saber y la sabiduría». Con estas dos cualidades podemos influir de manera decisiva en el juego de la vida. Sea lo que sea lo que ésta nos depare, en nuestra mano está sacarle el mejor partido. Si contamos con la sabiduría y el saber necesarios, podemos dejar de lado lo superfluo y lo irrelevante, reconocer lo verdaderamente esencial y dedicarle más energía, tiempo y espacio en nuestra vida. Esto significa también, entre otras cosas, hacer lo correcto de un modo adecuado y en su justa medida, y prescindir de lo demás.

Así pues, en primer lugar deje que la calma se adueñe de su pensamiento concentrándose en la respiración. Más tarde podrá reflexionar sobre su vida y establecer nuevas prioridades.

La simbología de este mudra también es magnífica desde el punto de vista espiritual. Lo hallamos en ritos sagrados, occidentales y orientales, y como gesto de enseñanza en iconos cristianos, en esculturas budistas y en representaciones de divinidades hindúes. También en yoga se le considera el mudra más conocido, y a menudo acompaña ciertas posturas corporales. Este mudra es también uno de los más bellos e importantes que se suelen practicar durante la oración, pues simboliza la unión del ser humano (dedo índice) con lo divino (pulgar).

Visualización Imagínese a sí mismo como un sol radiante. Los rayos representan su conexión con la naturaleza, los animales y los otros seres humanos. En el núcleo más profundo de su sol habita la divinidad. Cuando usted se conecta con este núcleo, se despliega su fuerza divina interior y le brinda toda suerte de bondades: curación, alegría, amor y benevolencia, liviandad y confianza. Déjese llenar por ellas imaginando que su sol, con cada respiración, se hace más claro y más radiante. Imagine entonces un rayo especialmente brillante que surge de su corazón y se dirige al mundo: usted transmite aquello que anida en su interior para volverse a llenar de la luz y el calor de la fuerza divina, una y otra vez.

Afirmación Me dejo inundar por la luz divina de la curación, el amor y la dicha, y la irradio hacia mi mundo inmediato y al gran mundo.

Mudra del puño – Mudra para liberar presión

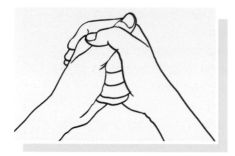

Preparación Cree una cavidad con la palma de la mano derecha y coloque en ella el puño izquierdo. Golpee suavemente con el puño unas 30 veces contra la palma de la mano.

Mudra El puño izquierdo descansa en la mano derecha. Coloque el pulgar derecho sobre el izquierdo. Mantenga el mudra a la altura del plexo solar.

Respiración En los primeros seis movimientos respiratorios, expulse el aire emitiendo un enérgico AAAH. Luego respire honda, lenta, rítmica y suavemente. Las pausas tras la inspiración y la espiración son algo prolongadas. Note la respiración en el pecho y el abdomen.

Efecto Este mudra estimula los dos hemisferios cerebrales, activa la memoria, fomenta la visión holística de las cosas y genera fuerza interior.

Con los puños cerrados, podrá liberar mucha presión interna en situaciones de ira, frustración o rabia, golpeando algunas veces con fuerza sobre una mesa o contra la pared con los bordes externos de ambos puños. En los bordes externos de las manos se encuentra un punto de energía que funciona como una válvula, liberando los excedentes de energía. La costumbre cada vez menos extendida de golpear con el puño encima de la mesa resultaba muy curativa para la persona que lo hacía —si bien podía resultar algo atemorizador para los que la rodeaban—, porque un exceso de energía estancada en la zona del pecho puede afectar al corazón (o a los senos, en las mujeres) y dar origen a enfermedades. Este mudra nos ofrece la posibilidad de expresar sentimientos intensos sin consecuencias perjudiciales.

En posición estática, cuando la mano izquierda reposa cerrada en la derecha, el mudra genera fuerza interior: la fuerza que nos permite pensar claro y sentir sosiego, valor y confianza.

Las situaciones tempestuosas son algo que siempre existirá. En la vida, tal como en la naturaleza, las tormentas suelen durar poco y destruyen todo aquello que se ha quedado obsoleto y rígido. Entreguémonos, pues, a las tormentas de la vida y tengamos plena confianza en que, después del caos inicial que desencadenan, volverá a instaurarse un nuevo orden, con nuevos colores, sonidos y formas.

Visualización *Imagine un cielo con nubes negras: éstas representan aquello que oscurece y da pesadez a su vida. De repente se levanta una fuerte tormenta, que viene acompañada de intensos chaparrones y que, finalmente, ahuyenta los negros nubarrones. Usted se encuentra ahí en medio y cuanto más clarea, más se aligera su corazón. La tormenta y la lluvia amainan, y el arco iris y el sol transforman el paisaje con su luz y sus colores. Deje que sus deseos asciendan al sol a través del arco iris y disfrute un rato de la maravillosa calma que reina tras la tormenta.*

Afirmación *La tormenta y la lluvia me liberan de la oscuridad y la pesadez, y, tanto dentro como fuera de mí, reina un nuevo orden que me produce una gran dicha.*

Mudra de la tolerancia – Mudra para la libertad interior

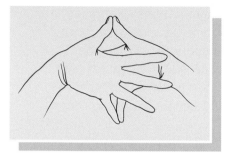

Preparación Masajee los dorsos de ambas manos.

Mudra Coloque la mano derecha sobre el dorso de la izquierda y extienda todos los dedos. Los dos pulgares y los dos meñiques se tocan entre sí. Mantenga los antebrazos en posición horizontal y coloque las manos sobre el plexo solar.

Respiración Respire honda, lenta, rítmica y suavemente. Las pausas tras la inspiración y la espiración son algo prolongadas. Note la respiración en el pecho y en el abdomen.

Efecto Este mudra otorga amplitud a la zona pectoral. Extiende los pulmones, con lo que automáticamente se aspira más aire. Una mayor concentración de oxígeno produce siempre una mejor actividad celular, nervios más vigorosos, un estado de ánimo más alegre y una mente más despejada.

Cuando nos sentimos fuertes a nivel anímico-mental, nos resulta más fácil ser tolerantes y generosos, pues la tolerancia y la generosidad son el producto de la libertad interior. Pero ¿qué significa libertad interior? La libertad interior se alcanza cuando conseguimos desembarazarnos de todos aquellos pensamientos que empiezan con «debo», «tendría que» y «no debo». Busquemos nuestro lado más generoso. Por cada «debo» hay al menos otras seis soluciones posibles. ¿Por qué no buscar estas otras opciones y jugar con ellas? Tal vez resulte un tanto turbulento al principio, ya sea en la familia o en el trabajo, por lo que es importante darse algo de tiempo hasta que vuelva a reinar la calma, o bien buscar otras alternativas.

Muchas de las imposiciones que experimentamos en nosotros mismos y en nuestro entorno van muy ligadas a actitudes de «tú deberías hacer esto» o «no puedes hacer aquello». Sea generoso y eche también estas actitudes por la borda, ¡vuélvase tolerante! A usted ya no tiene por qué preocuparle si su hija ha ordenado su habitación o no (simplemente, cierre la puerta), o que su madre se empeñe en verla dos veces por semana.

La única obligación verdaderamente ineludible que tenemos es la de morir, y al universo le gustaría que sacáramos el máximo partido a la vida. Por lo tanto, ¡busque siempre soluciones!

Puede suceder muy bien que explorar estas actitudes de «debo» y buscar nuevas soluciones le produzca rechazo. Eso es un indicador de que están en juego hábitos negativos o miedos que no desaparecerán del mapa por sí solos. La siguiente imagen y afirmación que combinamos con este mudra le facilitarán este paso.

Visualización Imagínese que vuela a lomos de una nube, en medio de un día radiante, por encima de pueblos y ciudades. Entonces construya frases que empiecen con «debo» o «tengo que», conviértalas en copos blancos y déjelos caer suavemente hacia la tierra. Al llegar al suelo, se disuelven en la nada.

Afirmación Desprenderme de viejos hábitos y obligaciones innecesarias me otorga libertad, dicha y paz interior.

Mudra del bienestar – Mudra para los sentidos

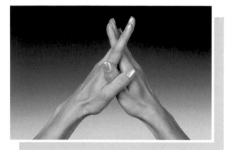

Preparación Una las manos y entrecruce los dedos sin doblarlos. Frote los lados de los dedos desplazando las manos arriba y abajo.

Mudra Las manos se tocan, los dedos están entrecruzados. Apoye el pulgar izquierdo sobre el derecho, lleve las manos a la altura del chakra del corazón y note el contacto de los lados de los dedos.

Respiración Respire honda, lenta, rítmica y suavemente. Las pausas tras la inspiración y la espiración son algo prolongadas. Tras algunos movimientos respiratorios, desplace todos los dedos de la mano derecha un lugar hacia atrás y apoye el pulgar derecho sobre el izquierdo. Mantenga las manos en esta postura durante unos minutos.

Efecto Este mudra actúa sobre todos los meridianos que pasan por los dedos o que tienen en ellos su punto de origen o final. La energía de los meridianos influye por igual en los órganos, los sentimientos y el pensamiento. Cuando los meridianos están activos, nos sentimos bien físicamente. Nos alegramos por pequeñas cosas y nuestra actitud es positiva y constructiva. El mudra del bienestar estimula además todos nuestros sentidos, especialmente el del tacto.

Una sensualidad bien desarrollada es el principal ingrediente de una sexualidad satisfactoria, pero también la podemos disfrutar en el día a día: nuestra percepción de lo que nos rodea se agudiza y los colores, las formas, los sonidos y los olores nos producen un gozo tanto mayor. Todo parece cobrar vida. Pero no sólo percibimos con mayor intensidad nuestro entorno, sino también a nosotros mismos, nuestras necesidades y preferencias. Esto no sólo nos hace más receptivos hacia nosotros mismos, sino también hacia los demás. De esta manera, nuestras relaciones son más profundas y satisfactorias.

Tratarnos a nosotros mismos y a los demás con afecto hace que nuestra vida resulte más liviana y luminosa. Este mudra nos ayuda a lograrlo.

Desde la visión interior a su reflejo externo: con la siguiente imagen creamos en nuestro mundo interior relaciones ideales, que luego podrán manifestarse en las relaciones que tenemos en el mundo exterior.

Visualización Imagine que se comunica con afecto, con el corazón abierto y con gran comprensión con su pareja, con los miembros de su familia, parientes, amigos o compañeros de trabajo.

Afirmación En toda situación, mi actitud hacia mi propia persona y hacia los demás es abierta, comprensiva y cariñosa.

¡Ojo! Esto no significa que ahora tenga que tolerar toda clase de comportamientos. Exprese su parecer en las situaciones de conflicto. Busque y encuentre soluciones que sean justas para todos los implicados. Si los demás no quieren participar en este proceso, por respeto a su propia salud es mejor que se distancie de ellos, ya sea interna o externamente.

Recuerde siempre que no existe ninguna solución definitiva. En una relación de pareja, por ejemplo, tendremos que buscar nuevas soluciones toda la vida, y está bien que sea así. Eso es lo que imprime vitalidad a toda relación.

Mudra del fuego –
Mudra para el sentimiento de protección

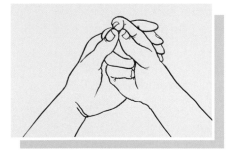

Mudra Una las puntas del pulgar e índice de la mano derecha y doble los otros dedos hacia dentro. Añada el pulgar izquierdo a los dos dedos de la mano derecha y rodee esta mano con la izquierda. Sitúe las manos a la altura del plexo solar.

Respiración Respire honda, lenta, rítmica y suavemente. Las pausas tras la inspiración y la espiración son algo prolongadas. Note la respiración en el pecho y el abdomen.

Efecto En el plano físico, este mudra activa la excreción, depura los pulmones, calma la tos persistente y eleva la temperatura corporal. El aumento de calor activa la fuerza interior, tiene un efecto depurativo y puede incluso eliminar gérmenes y bacterias. En el plano anímico-mental, el mudra del fuego otorga seguridad interior, confianza en uno mismo, entereza y valentía.

La mano izquierda entra en conexión con las fuerzas cósmicas invisibles que nos rodean y nos sostienen, a nosotros y al universo entero. La mano derecha encarna lo visible, lo que se puede hacer y controlar racionalmente. Con este mudra, la mano derecha es sostenida, apoyada y abrazada por la izquierda. Al mismo tiempo, el dedo índice, que simboliza la individualidad, reposa sobre ambos pulgares, que, de nuevo, encarnan lo cósmico. Reflexionemos un instante sobre el significado de esto.

Tan sólo la confianza de que la conciencia cósmica (o la divinidad) está de nuestra parte, que nos ayuda en todo momento, nos otorga la autoconfianza y el valor —o incluso el deseo— de atrevernos a algo.

La verdadera seguridad no procede de fuera, sino que la llevamos dentro. Probablemente necesitemos toda una vida para aprender una y otra vez a desarrollar esta confianza ancestral, a expandirla y, en último término, a encontrar en ella un nuevo hogar.

A veces decimos que para superar ciertos obstáculos «hace falta mucha mano izquierda». La expresión le viene como anillo al dedo a este mudra, ¿no le parece?

Escribo sobre este mudra en un día oscuro y húmedo de noviembre; junto a mí arde una vela. Al practicar el mudra, experimento una agradable sensación de calor que me conforta. El mudra del fuego nos ayuda a desarrollar la luz interior que nos brinda calor, seguridad y luminosidad. Sólo es cuestión de dejarnos llenar por ella.

Visualización Vea en su mente una cueva oscura y húmeda. En el centro agoniza una triste hoguera. Se sienta al lado del fuego y con cada aliento va avivando las llamas, hasta que la hoguera vuelve a arder en todo su esplendor. El fuego caldea y seca la cueva. El fulgor de las llamas le revela que la cueva está recubierta de oro, de alfombras y de cojines rojos y amarillos .

Afirmación El fuego es el símbolo de lo divino, que está dispuesto a ayudarme en toda clase de situaciones, y a guiarme, apoyarme y darme seguridad interior.

O bien: Su luz ilumina mi camino por la vida y su sol da calor a mi corazón.

Mudra del jogging –
Mudra para una respiración más profunda

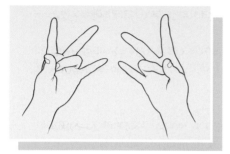

Preparación Con las dos manos, apoye la uña del anular contra la cara interna de la falange superior del pulgar, deje colgar las manos relajadamente entre las piernas y suspire hondo unas 6 veces, con una espiración profunda.

Mudra Con los dedos en esta postura, gire las palmas hacia arriba y deje reposar las manos sobre los muslos.

Respiración Respire honda, lenta, rítmica y suavemente. Las pausas tras la inspiración y la espiración son algo prolongadas. Note la respiración en el pecho y el abdomen.

Efecto Este mudra, procedente de Japón, fortalece la función respiratoria y se puede utilizar contra el asma. Se puede practicar incluso durante aquellas actividades deportivas que exigen una buena respiración, como la marcha atlética o el jogging.

Al practicar estos deportes por placer y, por supuesto, para mejorar la salud y estar en forma, es importante adecuar la velocidad del movimiento a la respiración (y no al revés). Comprobará que el efecto del entrenamiento es más positivo a pesar de ir más lento. El entrenamiento le resultará aún más beneficioso si al terminar *se concede unos minutos de reposo*. Dedique de 5 a 10 minutos a refrescarse con una bebida y ducharse con parsimonia, de manera que los poros queden totalmente libres de sudor y puedan respirar de nuevo sin obstáculos. Sólo entonces regrese a su quehacer cotidiano. Planifique de antemano estos 10 minutos de reposo posterior.

Al viajar en avión o visitar lugares en altas latitudes, esta postura de los dedos le ayuda a respirar con más libertad. También mitiga los problemas de equilibrio provocados por los oídos.

En el plano emocional y mental, este mudra ahuyenta los sentimientos negativos del tipo «nadie me quiere», «me rechazan» o «me siento solo». También puede ayudarle si padece una propensión a llorar sin motivo aparente.

La medicina china demuestra que los pulmones, y con ellos la función respiratoria, al estar debilitados u obstaculizados, pueden provocar sentimientos de tristeza e incluso depresión. Si este fuera su caso, practique de manera adicional el mudra del sol que aparece en la página 126.

La siguiente imagen puede mejorar considerablemente su rendimiento deportivo. Ponga cuidado, sin embargo, en tomárselo de manera relajada —al fin y al cabo, se trata de un juego y como tal debe practicarse—, en experimentar un sentimiento de alegría y triunfo y tener claro que el resultado, sea cual sea, es justo el apropiado para usted.

Visualización *Imagine que está practicando su deporte habitual. Se encuentra en plena naturaleza y va ligero de ropa o desnudo. Se siente ligero, libre y veloz. Como el viento, surca la zona en la que se halla. Sienta el suelo bajos los pies y el viento en el rostro. Salude a la naturaleza, las plantas, los animales, el sol. Está contento y experimenta un gran vigor: ¡mejor no podría estar!*

Afirmación *Despierto la fuerza que hay en mí y disfruto el brío y la vitalidad de mi cuerpo.*

Mudra del placer – Mudra de la fortaleza interior

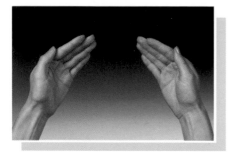

Preparación Sacuda los brazos con delicadeza durante unos segundos, como si quisiera echarse a volar o estuviera dirigiendo una orquesta. Después déjelos colgar, sacuda ligeramente las manos y deje salir todo el aire; así expulsará de su cuerpo toda la energía consumida.

Mudra Lleve los brazos a los lados (deje caer los hombros ligeramente hacia atrás y hacia abajo) y coloque las manos formando una cavidad a la altura del pecho. Los dedos se tocan, con los pulgares reposando junto a la articulación del dedo índice.

Respiración Respire honda, lenta, rítmica y suavemente. Acentúe un tanto la inspiración. Las pausas tras la inspiración y la espiración son algo prolongadas. Concéntrese en el chakra base.

Efecto Con este mudra recarga todas las pilas de su interior. Además, fortalece la espalda, y en más de un sentido.

Una musculatura fuerte en la espalda tiene un efecto extraordinario sobre las estructuras de pensamiento. Yo misma lo pude experimentar en mi propia carne cuando, después del accidente que me obligó a pasar varias semanas tumbada de espaldas, intenté volver a sentarme, levantarme y andar. Era para echarse a llorar, pensaba yo. Hasta el hombre más fuerte se echaría a llorar en una situación así, me consolaba mi terapeuta. Pero con cada minuto que dedicaba a la rehabilitación de la espalda y con la ayuda de los hastas y los mudras que practicaba, no sólo iba recobrando fuerzas mi cuerpo, sino que también se iba transformando algo en mi mente y en mi espíritu. Mi gozo por la vida volvía a despertar. Sentí un ímpetu renovado y deseos de hacer nuevos descubrimientos y de volver a zambullirme en el trabajo.

Cuanto más fuertes nos sentimos, tanto más placer derivamos de lo que somos, lo que hacemos y lo que tenemos.

Con este gesto nos ponemos en una actitud de absoluta receptividad. Por ello querría recomendarle muy especialmente el mudra del placer. No espere a practicar este mudra cuando ya se sienta agotado o exhausto. En otras palabras: tómese siempre tiempo para sí mismo. Reposte sus reservas de energía con regularidad. *Usted es el eje central de su vida.* Sólo podrá trabajar con eficacia o aportar algo a sus semejantes o a su entorno si tiene algo que ofrecer. A veces, menos es más: nunca es cuestión de cantidad, sino de calidad. Cuando haya encontrado la medida justa, ofrézcala desde el corazón, y no por obligación, sino por placer.

Usted necesita regularmente nueva energía para la mente y el espíritu. La energía se puede recargar, por un lado, con el mudra del placer y una respiración profunda y, por el otro, también, dedicándose a todo aquello que le interesa y le proporciona placer.

Visualización En su mente, está disfrutando de una tibia noche de verano, bajo un cielo claro de medianoche poblado de estrellas. De vez en cuando, una de las estrellas se desprende del cielo y viene a parar a una de sus manos. Su resplandeciente energía fluye a través de sus manos y brazos hasta el corazón, desde ahí le sube hasta la cabeza y le baja por la pelvis, las piernas y los pies.

Afirmación El raudal inconmensurable de la conciencia infinita me hace fuerte y se manifiesta en mí y en todas mis acciones.

Mudra del templo – Mudra del lugar de poder interior

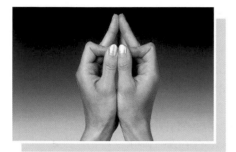

Preparación Con los brazos colgando a los lados, sacuda suavemente las manos durante unos minutos.

Mudra Una los dedos medio, anular y meñique de una mano con los de la otra. Cada pulgar se apoya contra el índice respectivo, que se encuentra doblado en ángulo recto. Los bordes externos de las manos están en contacto y también los pulgares. Masajee el esternón durante unos 30 segundos con los pulgares. Deje reposar entonces el mudra sobre el esternón, con los antebrazos dibujando una línea horizontal.

Respiración Respire honda, lenta, rítmica y suavemente. Las pausas tras la inspiración y la espiración son algo prolongadas. Concéntrese en el chakra del corazón.

Efecto Este mudra activa el sistema inmunitario, ahonda la respiración y ejerce un efecto global que actúa sobre la mayoría de meridianos. Confiere equilibrio interior, sosiego y confianza.

Existe actualmente abundante bibliografía sobre los lugares de poder que, según la geomancia, se asientan sobre las líneas energéticas de la tierra. En dichos lugares se han erigido desde siempre, en todo el mundo, edificios sagrados (templos, catedrales, capillas). Otros sitios (cuevas, quebradas) no fueron construidos por el ser humano, pero se reservaban a actos de carácter sacro. En estos lugares santos se producen curaciones de enfermos y muchas personas encuentran la puerta a planos de conciencia diferentes. Los lugares de poder nos transmiten la sensación de estar algo más cerca del cielo y del misterio capital, la divinidad. En ellos percibimos que existen otras esferas y el mundo invisible nos parece más cercano que en otras partes.

No siempre podemos acceder fácilmente a uno de estos espacios cuando lo necesitamos o lo deseamos, pero sí podemos crear un lugar de poder en nuestro corazón. Es un lugar interior al que podemos retirarnos en cualquier momento para dar gracias, pedir algo o reponer fuerzas y cobrar confianza.

Los lugares de poder, ya sean cuevas, iglesias o templos, poseen un aroma especial. Las primeras veces que se practica este mudra, encender varillas de incienso o un quemador de esencias aromáticas ayuda a recrear ese ambiente. Puede escoger entre el olor de una iglesia occidental o un templo asiático (es decir, entre mirra, incienso tradicional o madera de sándalo, por ejemplo). También puede decorar su espacio de meditación con objetos e imágenes que le ayuden a recogerse hacia su interior o que tengan un significado especial para usted. Escoja una música que le permita intuir la realidad intocable, que le traslade a un nivel de vibración más sutil. Más tarde podrá practicar esta meditación en todas partes y en cualquier momento, sin necesidad de aromas o música especiales.

Visualización Cierre ahora los ojos y empiece a crear su lugar de poder interior. Los elementos tierra (piedras, rocas), agua (fuentes, manantiales, estanques), fuego (velas, lamparillas), aire (altas bóvedas), desempeñan aquí un papel fundamental, así como las esculturas u otros símbolos de la divinidad. Piense también en flores, que dispone en cuidados arreglos. Cuando haya creado su lugar de poder en la mente, entre en él y, antes que nada, exprese su gratitud por todo lo que le ha sido dado tener, ser y hacer. Formule después sus peticiones y penetre en la quietud, dirigiendo toda su atención a la respiración.

Afirmación Soy una criatura de la conciencia divina y todo lo que es bueno y justo para mí me será dado a su debido tiempo.

Mudra del águila – Mudra de la ligereza interior

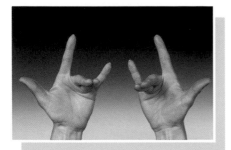

Preparación El dedo medio y el anular de cada mano se tocan, extendidos hacia dentro, y los otros dedos señalan hacia arriba. Mantenga los brazos bien sueltos. Mueva algunos segundos los brazos (describiendo círculos desde los hombros) y las manos (describiendo círculos desde las muñecas), como si dirigiera un vals vienés.

Mudra Las manos reposan sobre los muslos en la posición descrita. Al cabo de un rato, cuando sienta fatiga, cierre los puños de las manos y coloque el pulgar entre el dedo medio y el anular, en el arranque de los dedos.

Respiración Respire honda, lenta, rítmica y suavemente. Las pausas tras la inspiración y la espiración son algo prolongadas. Note la respiración en el pecho y el abdomen.

Efecto Este mudra afloja y relaja la zona de la nuca y los hombros, regula el sistema linfático y es beneficioso para los ojos y oídos. Además actúa sobre glándulas hormonales que son determinantes para nuestro bienestar.

Existen personas afortunadas que saben tomarse la vida con calma, a las que todo les resulta fácil y que se enfrentan a las dificultades y las superan con serenidad. Pero tal vez usted sea más bien como yo: debe hacer un esfuerzo constante por mantener esta actitud sosegada y, en situaciones de estrés o de agobio, tiende a acumular tensión y contraerse, y se olvida completamente de que las cosas se pueden tomar con más tranquilidad. En esas ocasiones, el mudra del águila le puede servir como invitación o recordatorio: «Inténtalo primero con un poco más de calma y alegría.» Si resulta que de esta manera no funciona, siempre le quedará la opción de tomarse el asunto en cuestión con toda la seriedad del mundo e incluso declararle la guerra, si es necesario. En ocasiones, la carga se vuelve demasiado pesada, porque hay demasiadas cosas por resolver a la vez. ¿Por qué no buscar ayuda entonces, o elaborar un plan para repartir el tiempo entre las diferentes obligaciones? El «pensárselo» consume a menudo más energía que el llevarlo a cabo. Si se confecciona en primer lugar una lista de prioridades, podrá después afrontar y resolver las diferentes tareas de un modo más liviano y animado. Y ésta es tan sólo una de las múltiples estrategias que puede desarrollar para hacerse la vida un poco más fácil con todo lo que ésta conlleva. Cuando algo se vuelve pesado, es el momento de detenerse y recapacitar. Pero no busque nunca una única solución. Espere a que se le ocurran al menos seis y escoja entonces una de ellas.

Visualización Imagine que al expulsar el aire forma una pompa de jabón. En esta pompa insufla una obligación o responsabilidad que le haga la vida pesada, ya se trate de tareas o de personas. Al volver a espirar, la pompa, con su contenido, se eleva hacia los aires, cada vez más alto, hacia una luz sobrenatural. Es la luz cósmica de la liviandad y del amor, que se hace cargo de sus obligaciones y le libera de las mismas. Entrégueselas y alégrese de que en el futuro muchas cosas le resultarán más fáciles e incluso algunas se resolverán solas.

Afirmación Encomiendo mis obligaciones a la divinidad. Estoy dispuesto a verlas bajo una nueva luz y me abro a una nueva liviandad y alegría.

Mudra del tiempo – Mudra contra el estrés

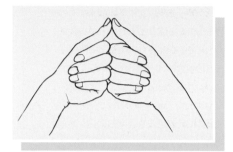

Preparación Una el dorso de los dedos de una mano con los de la otra. Frote suavemente el dorso de los dedos unos contra otros, deslizando suavemente las manos arriba y abajo.

Mudra Una las puntas de los pulgares y deje reposar los otros dedos sobre la almohadilla de la palma por debajo del pulgar. Sitúe las manos a la altura del estómago, con los antebrazos dibujando una línea horizontal.

Respiración Respire honda, lenta, rítmica y suavemente. Las pausas tras la inspiración y la espiración son algo prolongadas. Note la respiración en el pecho y el abdomen.

Efecto Este mudra regula la tiroides que, entre otras funciones, ejerce un papel importante en nuestra percepción del tiempo. Cuando nos sentimos agobiados, estresados, apresurados o impacientes, es posible que esta glándula esté hiperactiva. Por el contrario, si nos sentimos bloqueados interiormente, aletargados, desmotivados y apáticos, es probable que se trate de una hipofunción de la tiroides.

Vemos, pues, que el estrés puede ser provocado no sólo por el mundo exterior y sus imposiciones y obligaciones, sino también por una disfunción corporal.

Una buena estrategia contra el estrés —además de practicar el mudra del tiempo— es la elaboración de un plan temporal. Confeccione una lista con todos sus quehaceres y repártalos entre los próximos días y semanas de su agenda. Anote también sus periodos de descanso, si lo considera necesario. Si lo hace así durante unas semanas, experimentará auténticos milagros, pues el inconsciente, nuestro diligente colaborador, también se atendrá al programa. Hace poco, me desperté una vez en mitad de la noche y tuve, de repente, las ideas más brillantes para un proyecto, que a la mañana siguiente no tuve más que anotar. Cuando más tarde consulté la agenda, resultó que ésta era precisamente la tarea que tenía asignada para ese día. Esto mismo me ha sucedido ya varias veces y a menudo tengo la sensación de que incluso las llamadas telefónicas que recibo se ajustan a mi calendario. El teléfono sólo suena cuando tengo tiempo.

Sea como sea, el tiempo parece que es un fenómeno relativo. ¿No se ha dado cuenta de que hay fases en las que en poco tiempo consigue llevar a cabo, con soltura y eficacia, muchas tareas, mientras que en otras necesita el doble de tiempo para lograr lo mismo?

Si «no tiene ni un minuto» para usted, entonces ya es más que «hora» de poner en práctica este mudra (de 5 a 7 minutos es suficiente). Se sorprenderá: después, todo irá como la seda.

El estrés crónico no es para tomárselo a la ligera. Examine las siguientes preguntas y plantéese si debería cambiar algo:

- ¿Lo quiero todo al mismo tiempo?
- ¿Soy perfeccionista?
- ¿No sé decir que no?
- ¿Soy incapaz de aceptar ayuda?
- ¿Me dejo manipular por los demás o permito que se aprovechen de mí?
- ¿Necesito el estrés para no tener que pensar en mi vida?

Visualización Imagine que planifica su tiempo de ocio. Piense en todo lo que haría si tuviera tiempo para ello. Fantasee con todo lujo de detalles sobre qué forma tomaría su tiempo libre —por las noches, los fines de semana—, completamente a su gusto, y cómo lo disfrutaría.

Afirmación El tiempo es mi bien más preciado. Lo administro con sabiduría y sé que todo lo bello nutre mi alma.

Mudra del hígado – Mudra para la serenidad interior

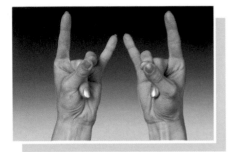

Preparación Frote con el pulgar izquierdo la zona refleja del hígado (ver página 21).

Mudra Apoye el dedo medio de cada mano sobre la almohadilla de la palma bajo el pulgar y una la punta del pulgar con la del anular de cada mano. Si dispone de tiempo para ello, túmbese en la cama, coloque una botella de agua caliente sobre el hígado y tápese bien. El hígado se recupera mejor en posición tumbada y es un gran amante del calor.

Respiración Respire honda, lenta, rítmica y suavemente. Las pausas tras la inspiración y la espiración son algo prolongadas. Concéntrese en el chakra del plexo solar.

Efecto Este mudra es fabuloso si se ha comido en abundancia o con exceso de grasas, o si el hígado está delicado en general.

El ácido es básicamente bueno para el hígado. Empiece el día con el zumo de un limón (biológico), rebajado con agua y endulzado con miel o fructosa. Procure usar vinagre de buena calidad para aliñar las ensaladas.

Cuando el hígado está debilitado o se ve frecuentemente sobrecargado —muchos medicamentos dañan el hígado—, el afectado se altera fácilmente y pierde la serenidad. No puede dominar sus emociones ni parece capaz de llevar nada a término, ceja muy pronto en sus empeños. No puede pensar con claridad y se vuelve mentalmente lento. El futuro se le aparece como algo funesto. No le encuentra sentido a nada y no ve ninguna esperanza, la creatividad está a cero.

El hígado representa la vida. Es nuestro órgano de mayor tamaño. Las personas vivimos por un motivo determinado y deberíamos llevar la vida que verdaderamente nos corresponde, en la que podamos desarrollar nuestras capacidades, seguir nuestras preferencias y fomentar la evolución interna. Si nos llenamos la vida de cosas que no van con nuestro talante, o el entorno ejerce una presión excesiva sobre nosotros —porque se lo permitimos—, llegamos a un punto en el que explotamos. Nos volvemos irritables y coléricos. La medicina china, no sin razón, asocia el hígado con la ira, la cólera y la resignación por un lado, y por el otro, con la serenidad, la esperanza y el entusiasmo del neófito.

Mientras practicamos el mudra, no sólo podemos desear serenidad, sino también pensar en aquello que podamos cambiar para volvernos más serenos. No se trata de ponernos la vida patas arriba de golpe, sino de ir cambiando pequeñas cosas aquí y allá, como dedicar más tiempo a aquello que de verdad nos interesa, nos estimula y nos produce placer. El hígado trabaja paciente y constantemente todo el año y, como él, también nosotros debemos estar dispuestos a efectuar ajustes y renovaciones siempre que resulte necesario.

Cómo mejor se recupera el hígado, tal como ya hemos visto, es estando acostados. Es la postura ideal para reflexionar un poco sobre las siguientes preguntas... o para soñar. ¡Sonría mientras lo haga: le hará aún más bien!

- ¿Qué significa para mí la serenidad interior?
- ¿En qué ocasiones me resulta fácil mantener la serenidad?
- ¿En qué ocasiones me resulta difícil mantener la calma, la serenidad y la claridad?
- ¿Cómo podría ganar en serenidad?

Visualización Para empezar, recuerde situaciones en las que le resultara fácil mantener la calma. Intente percibir de nuevo cómo se sentía en ellas. Ahora imagine situaciones en el futuro en las que se siente y se comporta con calma, claridad y serenidad.

Afirmación Soy hijo o hija del sol y disfruto el lado luminoso de la vida.

Mudra de los riñones –
Mudra para las relaciones satisfactorias

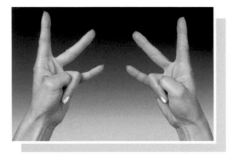

Preparación Masajee durante unos segundos el punto del meridiano de los riñones, en la base del anular.

Mudra Apoye la punta del pulgar de las dos manos en la base del dedo anular, que se conoce como «monte de Apolo», y las puntas del dedo medio en las almohadillas bajo los pulgares, es decir, en el «monte de Venus». Los otros dedos permanecen extendidos. Si dispone de tiempo y espacio para ello, pruebe a echarse de espaldas, encoja un poco las piernas y repose los pies sobre la cara interna de la pantorrilla contraria. Así se activa además el meridiano de los riñones.

Respiración Respire honda, lenta, rítmica y suavemente. Las pausas tras la inspiración y la espiración son algo prolongadas. Concéntrese en el chakra del sacro.

Efecto Como su nombre indica, este mudra favorece los riñones. Según la medicina china, la energía de los riñones está relacionada con las relaciones de pareja y el miedo. Este miedo tiene que ver sobre todo con las relaciones asfixiantes; es el miedo a un exceso de presión y a las exigencias, a las heridas, al abandono, la soledad o los celos. El mudra de los riñones puede transmutar estos sentimientos negativos en positivos.

De manera general podríamos decir que todos hemos tenido desengaños en las relaciones. Todos hemos sufrido heridas, nos hemos visto obligados a hacer cosas que no queríamos, nos han dejado en la estacada, etc. La mayoría hemos superado relativamente bien estas experiencias dolorosas y, a pesar de ellas, seguimos siendo capaces de iniciar nuevas amistades y relaciones de pareja, de cuidarlas y disfrutarlas. Algunas personas, sin embargo, se retraen durante semanas, meses e incluso años, se lamen las heridas y sienten temor a entablar nuevas relaciones con otras personas. Tienen miedo a que las vuelvan a herir o a utilizar, pero esto sólo podrá suceder si se dejan arrastrar de nuevo hacia el papel de víctima.

Lamentablemente, encerrarse en uno mismo no representa una solución a largo plazo, puesto que necesitamos el intercambio de energía con nuestros semejantes para mantener la salud física, psíquica y emocional. Seamos sinceros: aparte de algunas contrariedades, los demás nos aportan mucha alegría en la vida. Cuando sentimos temor ante cierto tipo de personas, ésas son precisamente las que atraemos: el miedo actúa como un imán. En lugar de atemorizarnos ante alguien y de imaginar aquello que no queremos, *podemos hacernos más conscientes de lo que sí queremos.*

Las relaciones de amistad y de pareja están sujetas a cambios constantes y nosotros podemos influir de manera muy precisa sobre estos cambios. Tenemos derecho a decidir cómo deben desarrollarse nuestras relaciones:

- Podemos decidir cuánta cercanía o distancia necesitamos.
- Reducimos nuestras expectativas respecto a los demás a lo realmente esencial, al mínimo.
- Puesto que toda relación es un intercambio, nosotros tenemos algo que decir sobre la cantidad y la calidad de lo intercambiado.
- Compartimos las tareas y obligaciones que van apareciendo.
- Cuando surgen problemas, buscamos soluciones.
- En el diálogo, somos interlocutores, no meros «oyentes».

Una relación jamás se vuelve aburrida mientras existan temas de conversación que interesen a ambos. Pueden, por ejemplo, leer el periódico juntos y comentar lo que acontece en el mundo. De esa manera tuve que enterarme, después de 25 años de matrimonio, de que nuestras ideas políticas no siempre coincidían. Parecía que los hombres pensaban de un modo muy diferente a las mujeres. ¡No vean cómo saltaban las chispas...! Pero a continuación se produjo una tierna y amorosa reconciliación.

La mayoría de heridas y decepciones en las relaciones se deben a falsas preconcepciones (uno se cree que el otro sabe lo que uno piensa o necesita), a expectativas y exigencias desmesuradas (existe también una impotencia interior que viene determinada por el carácter), un exceso de proximidad o de distancia. Por eso es de suma importancia tomarse muy en serio *las conversaciones cotidianas*, aunque sin olvidarse nunca del sentido del humor y las bromas.

Intente sorprender de vez en cuando a su pareja reaccionando de un modo diferente al que sería de esperar. Y pruebe también a descubrir nuevas facetas en el otro, por mucho tiempo que lleven juntos. Aún quedan, con toda seguridad, muchos secretos por rastrear.

La siguiente imagen no puede reemplazar el poder esclarecedor de una buena conversación ni la búsqueda de soluciones, pero nos ayudará a encontrar mayor satisfacción en una relación que se renueva constantemente.

Visualización Imagínese diferentes situaciones que se den en su relación, como una charla íntima sobre asuntos cotidianos, comer juntos, bromear, hacer las labores domésticas, etc. Su ojo interior percibirá los múltiples pequeños gestos que utilizan para indicar la voluntad de ayudar y dar alegrías al otro con pequeños detalles.

Afirmación Tú me haces bien y yo te hago bien a ti.

Mudra de la amistad – Mudra contra la soledad

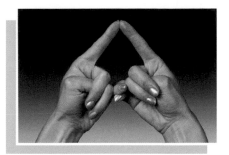

Preparación Para empezar, masajee con suavidad el esternón con ambas manos, hasta que note un calorcillo alrededor del corazón.

Mudra En las dos manos, apoye la punta del pulgar en la base del anular respectivo y doble el anular y el dedo medio por encima del pulgar. Enlace los meñiques y una las puntas de los índices extendidos. Sitúe las manos delante del pecho.

Respiración Respire honda, lenta, rítmica y suavemente. Las pausas tras la inspiración y la espiración son algo prolongadas. Concéntrese en el chakra del corazón.

Efecto Este mudra le ayudará cuando se sienta solo o aislado.

Sentirse solo de vez en cuando parece formar parte de la vida. Puede suceder en medio de una familia numerosa, en pleno acto social o estando solo en casa. Hace un tiempo, una chica preciosa de 22 años y con un buen trabajo me contó que, ante la falta de amigos, se había animado a irse de vacaciones por su cuenta, pero que se había sentido muy sola. Esto nos muestra que la edad y las circunstancias externas no son más que causas superficiales de la soledad. A lo largo de los años he conocido a numerosas personas que sufren de soledad, y he podido observar que muchas de ellas coinciden en lo siguiente:

- Ellas mismas se aíslan de los demás.
- Suelen tener muchos miramientos respecto a con quién se relacionan.
- A menudo no perciben a los demás, y aún menos sus problemas.
- Se comportan siempre de un modo que no permite que se produzca un contacto interpersonal.
- Su atención está siempre puesta en ellas mismas.
- No dominan el arte de la «cháchara de salón».

- No demuestran poseer sentido del humor.
- Dan la *impresión* de ser arrogantes.

Quizá alguno de estos puntos le resulte conocido. Pero usted sabe que puede modificar su comportamiento en cuanto lo decida, aunque se le haga cuesta arriba. Hacer un intento —o varios— siempre merece la pena.

Existen muchas estrategias contra la soledad. Pero las más sencillas son siempre las que surten mayor efecto:
- Ser amable con *todo el mundo*, tener una buena palabra para *cada* persona.
- Desarrollar la benevolencia y pensar lo mejor de los demás, aunque no siempre se acierte.
- Ser generoso con las palabras de reconocimiento y los elogios.
- Dar alegrías a los demás.
- Acordarse de que una sonrisa no cuesta nada y que, en cambio, abre puertas y murallas.

Hubo un tiempo en mi vida en que sólo quería acurrucarme en la cama y había perdido por completo las ganas de reír. Un ejercicio único en su género me ayudó a salir de ese aislamiento interno y externo, y me gustaría recomendárselo muy encarecidamente. No me sorprendería que, al leerlo, se eche las manos a la cabeza, monte en cólera o que incluso llegue a sentirse aún más solo o sola. Pruébelo de todos modos: no tiene nada que perder.

Acuda a un lugar en el que se concentre mucha gente (un restaurante, unos grandes almacenes, una calle muy concurrida, etc.). Una vez ahí, dirija toda su concentración hacia una persona determinada y, en su mente, deséele lo mejor de todo corazón: un buen día, una alegría maravillosa, una simpática sorpresa, todo aquello que también a usted le gustaría tener. Imagínese su rostro avivado por la dicha y el resplandor de sus ojos. Quédese, de pensamiento, todavía unos segundos con esta persona y, entonces, concéntrese en otra persona y repita el juego. Al hacerlo, mantenga una actitud absolutamente desprendida, sin esperar nada. Practique este ejercicio con personas mayores, jóvenes, modernos, clásicos, cultos, enfermos... toda clase de personas. Al hacerlo, piense: «te deseo que hoy tengas una gran o pequeña y agradable sorpresa, una persona que te ayude, que te diga o te dé algo que te alegre el día.»

En pocas semanas se irá produciendo un cambio en usted. Lo que usted emana también se irá transformando de tal manera que los demás buscarán conocerle y estar con usted. Quizá después de este «juego mental» sienta deseos de darle una alegría a alguien de verdad: ¡adelante! Seguro que encuentra a alguien a quien poderle dar una grata sorpresa.

Si se siente solo, es mejor no buscar a una persona determinada, sino entrar en contacto con tanta gente como pueda. Quién sabe, a lo mejor su tía le presenta a su media naranja. Y por favor, no sea esnob: muchas personas que a primera vista no son precisamente un James Bond ni una Miss Mundo, poseen una bondad y una generosidad innatas y/o han desarrollado una filosofía de vida tan interesante que ningún catedrático les haría sombra.

Para terminar, me gustaría proponerle una visualización y una afirmación para realizar junto con el mudra:

Visualización Se encuentra en un gran salón de espejos. Sonríe y todos los reflejos le devuelven la sonrisa. Extiende un brazo amoroso... y...

Afirmación Sonrío al espejo de la vida y la vida me devuelve la sonrisa. Sonrío al espejo de la amistad y la gente me devuelve amistosamente su sonrisa. Sonrío al espejo del amor y el amor me llena el corazón.

Mudra de la ponderación –
Mudra contra las veleidades del ánimo

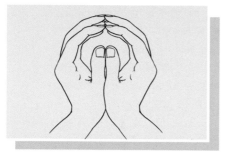

Preparación Una las manos por su base, el carpo, formando una media luna con cada una, con las puntas de los dedos y los laterales de los pulgares tocándose. Frote suavemente los dedos unos contra otros, como si diera un fino masaje a todos los puntos de contacto. Luego separe ligeramente los dedos y frote los carpos entre ellos.

Mudra Sitúe las manos delante del pecho de manera que, con la inspiración, sólo se toquen las puntas de los dedos y, con la espiración, sólo los carpos. Esto produce un leve movimiento rítmico.

Respiración Respire honda, lenta, rítmica y suavemente. Las pausas tras la inspiración y la espiración son algo prolongadas. Concéntrese en el chakra base.

Efecto Este mudra favorece el equilibrio mental y compensa las oscilaciones del estado de ánimo.

Los cambios de humor pueden ser provocados por las fluctuaciones hormonales, las fases lunares o las variaciones bruscas del tiempo, y hacerle la vida muy difícil a uno. Todas las personas sufren pequeñas oscilaciones en su estado anímico, y las mujeres se ven a menudo afectadas por ellas.

Cualquier tipo de ejercicio físico que sea suelto y rítmico puede resultar muy beneficioso en estos casos, especialmente andar o dar largos paseos por la naturaleza. Procure llevar calzado cómodo y andar con regularidad en su vida cotidiana. No ande rápido, sino de un modo rítmico y distendido. Si trabaja, aproveche al menos el descanso del mediodía para ello. Tan sólo diez minutos serán suficientes para que por la tarde se sienta mejor y con mayor capacidad de rendimiento.

Si es propenso a los cambios de humor, también es bueno llevar una rutina diaria regular y comer a horas también regulares. Coma tan sano como pueda. Sobre este tema encontrará información detallada en mi libro *Mudras – El poder del yoga en tus manos.**

Su actitud interior también es aquí de cabal importancia. Procure tomar distancia de sus estados de ánimo diciéndose algo del estilo: «Vaya, hoy estoy un poco irritable, pesimista, melancólico o... A pesar de todo, voy a dar lo mejor que pueda de mí y esperaré simplemente a que se me pase esta mala racha.»

La música también será de ayuda: mejor si es dinámica, melódica y rítmica. Y por cierto, ¿cuándo bailó y cantó por última vez?

Una amiga mía cuenta al respecto: «De entrada canto y bailo, después me pongo a llorar como una Magdalena, después me da una agradable sensación de flojera y por fin me siento aliviada y pletórica, como si ya pudiera volver a mover montañas.» Sé perfectamente que a veces cuesta mucho animarse a cantar y bailar cuando una está con la «depre», incluso cuando sabemos que nos hará bien. Pero tal vez una imagen interna le pueda ayudar a dar el paso.

Visualización Imagínese que se encuentra en un bote en el centro de un lago, una mañana radiante de verano. Va remando a un ritmo tranquilo y se va acercando a un pequeño islote en el que tiene que celebrarse un gran baile. Conocidos y desconocidos le saludan y le reclaman desde la orilla y, al acercarse, le brindan una calurosa bienvenida. Usted se deja contagiar por la alegría y el entusiasmo de los demás y decide disfrutar plenamente la fiesta.

Afirmación Mi vida es un regalo y le saco el mejor partido.

---

* Ediciones Urano, Barcelona, 1999. *(N. del E.)*

Mudra de la concentración – Mudra contra la extenuación

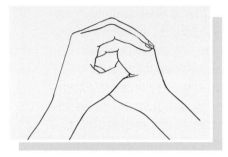

Preparación Empiece por darse un enérgico masaje de manos, como si quisiera calentárselas.

Mudra Apoye las puntas de los dedos de la mano derecha en la palma de la izquierda y doble los dedos de la mano izquierda por encima de los de la derecha. El pulgar izquierdo apunta hacia el interior. Sitúe las manos a la altura del vientre. Si le resulta más cómodo, ponga las manos sobre un almohadón. Lleve su atención al chakra del plexo solar.

Respiración Respire honda, lenta, rítmica y suavemente. Las pausas tras la inspiración y la espiración son algo prolongadas. Concéntrese totalmente en la respiración. Si aparecen otros pensamientos, dirija de nuevo la atención a la respiración. Mientras tanto, cuente hacia atrás desde el número 27 (inspirar – 27, espirar – 27, inspirar – 26, espirar – 26, etc.). Permanezca suelto y relajado. Un pequeño consuelo: tener que volver a dirigir repetidamente el pensamiento a la respiración ejercita el cerebro.

Efecto Por un lado, este mudra estimula la actividad cerebral; por otro, tiene un efecto calmante sobre el cerebro hiperactivo, esto es, cuando pensamos en todo y en nada a la vez.

Los días en que nos sentimos exhaustos suelen ser el resultado de periodos en los que hemos estado hiperactivos. La dispersión le resta fuerzas al cerebro. La concentración *relajada* ayuda al cerebro a recuperarse. Por este motivo los *hobbys* tienen un valor incalculable para la salud física, mental y emocional. Sin embargo, practicar un *hobby* por motivos que no sean los del puro placer también puede provocar estrés. Si su trabajo habitual es más bien de tipo mental, para mantener un buen equilibrio es bueno practicar una afición en la que tenga que usar las manos y poner los cinco sentidos. Si, por el contrario, su trabajo es más bien manual, busque el reposo en una actividad mental.

Planifique siempre de antemano un tiempo para el reposo y la recuperación. Lo más importante no es la duración de este tiempo, sino su calidad.

Este mudra resulta también muy adecuado para practicarlo en la oficina. Como complemento idóneo, vea el mudra de los recuerdos en la página 156. Es conveniente ventilar el espacio en el que se encuentre, andar un poco por él frotándose las manos y beber después un vaso de agua. Todo eso le ayudará a recuperar la concentración en un santiamén.

Para descansar el cerebro, también resulta idóneo mirar al horizonte, el color verde y los contornos suaves y redondeados.

Visualización Imagínese el paisaje de un parque, en el que aparecen muchos matices de verde. Observe los diferentes tipos de árboles, los arbustos, las plantas, la hierba y el musgo, las formas y los colores de las diferentes hojas. Piense que puede «beberse» esta imagen con los ojos. Ahora empieza a soplar una suave brisa en el parque y usted, como las plantas, se deja mecer por ella como si fuera un bebé. Tararee una melodía tranquilizadora, una que conozca o que se invente ahora mismo.

Afirmación Mis pensamientos son tranquilos y claros y yo decido lo que quiero pensar.

Mudra de los deseos – Mudra de la plenitud

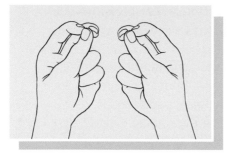

Preparación Empiece por frotar durante algunos minutos las puntas del pulgar, el índice y el dedo medio de cada mano, y después déjelos reposar juntos.

Mudra Las puntas del pulgar, índice y medio se unen y las de los otros dos dedos reposan en el centro de la palma. Las manos reposan suavemente sobre el regazo o los muslos.

Respiración Respire honda, lenta, rítmica y suavemente. Las pausas tras la inspiración y la espiración son algo prolongadas. Concéntrese en el chakra del corazón.

Efecto En el plano físico, este mudra activa la respiración superior. Si durante la respiración implica el nervio olfativo (imagínese que huele algo), también le ayudará a prevenir los resfriados.

El mudra de los deseos puede actuar a veces de un modo que no se puede explicar racionalmente. Gracias a él, yo he conocido a menudo a las personas «adecuadas» en el momento «adecuado» y me ha atraído cosas que había deseado (incluso dinero). Puesto que éste es el mudra que más practico, no podía faltar en este libro.

Todos abrigamos siempre múltiples deseos: son la raíz de nuestra vida. Cuando tenemos pocos deseos, la vida se vuelve sosa. Cuando, por el contrario, tenemos demasiados o nos aferramos excesivamente a ellos, nuestra vida se convierte en un esfuerzo constante y obstinado y dejamos de disfrutarla. Abrigar deseos es muy importante, pues el afán por satisfacerlos nos hace avanzar por el camino del desarrollo mental y espiritual. Los deseos nos mantienen jóvenes y lozanos. La medida justa es, sin embargo, muy importante. En nuestro proceder con los deseos, si bien se trata de un asunto muy serio, no debe faltar tampoco una nota juguetona. Los antiguos yoguis ya afirmaban que la vida es una danza, una danza con el riquísimo, generoso y amoroso universo.

De una manera sutil, este mudra nos ayuda a alcanzar aquello que deseamos en todas las situaciones de la vida. Que el universo nos conceda nuestros deseos es una cosa, pero la otra es que (casi) siempre nos pide algo a cambio. Por ello es conveniente que nos planteemos muy bien aquello que deseamos.

Al desear, es importante incluir también el presente. Es decir, no esperar a iniciar una vida feliz a que se haya cumplido este o aquel deseo, sino aprovechar a la vez todo aquello que nos ofrece el presente.

Si esto ya le resulta claro, podemos empezar a desarrollar entonces algunas estrategias para que nuestros deseos se cumplan de verdad.

Hágale una «petición» lo más concreta posible al universo: no pida simplemente «fruta», cuando lo que desea de verdad son peras. Indique también cómo quiere que sean éstas —maduras, jugosas, nutritivas, etc.— Una regla básica: exprese sus deseos con toda claridad.

Imagínese exactamente cómo se sentirá cuando se cumpla su deseo. ¿Le satisface realmente o le supone una nueva carga de trabajo y responsabilidad? Existe una diferencia entre los deseos del ego y los del corazón. Ello no significa que unos sean mejor o peor que los otros. Pero unos nos conceden sólo una «apariencia de felicidad», mientras que los otros concuerdan con nuestra verdadera esencia y producen, por tanto, una satisfacción y una dicha interiores. Puede suceder, claro está, que nos hagan falta algunos días o semanas hasta llegar a averiguar cuáles son verdaderamente nuestros deseos del corazón.

¿Cómo anda de deseos respecto a la salud? ¿Qué deseos abriga en cuanto a sus relaciones, al éxito profesional, a sus preferencias y aficiones, las vacaciones, la vejez? El universo es un gigantesco cofre del tesoro, y los deseos del corazón —¿por qué no?— también pueden ser de naturaleza material. Al practicar el mudra de la plenitud, piense en sus deseos y pregúntese:

- ¿Qué objetivos persigo con este deseo?
- ¿Se trata de un deseo del corazón o del ego?

- ¿Qué estoy dispuesto a hacer para conseguirlo?
- ¿Qué me aporta interior y exteriormente?
- ¿Qué exigirá de mí al cumplirse?

A veces he tenido deseos que, tras este breve análisis, he descartado por descabellados. O bien los he ido transformando durante tanto tiempo que, al final, encajaron conmigo. Pero volvamos a la cuestión de la «petición»:

Visualización Visualice aquello que le gustaría tener, hacer o ser. Imagínese que se ha cumplido su deseo y permita que surjan los sentimientos de felicidad que ello le produce. Recréese durante un rato con estos momentos dichosos.

Afirmación Me abro a la fuerza, la sabiduría y el amor divinos y me dispongo a recibir sus bienes.

Su actitud hacia el universo no debería ser temerosa ni exigente, sino relajada, placentera, abierta y llena de ilusión. Tómeselo como si acabara de echar al buzón la carta a los Reyes Magos, con su petición bien detallada.

Practique el mudra de la plenitud durante 7 días, 3 veces al día, de 5 a 15 minutos, y al terminar, deje ir el deseo y no piense más en él.

¡Le deseo mucho éxito! Y no se olvide de dar gracias al universo. Cuando se le cumpla un deseo material, sería bueno que mostrara su agradecimiento ofreciendo algún tipo de obsequio (un donativo u ofrenda, por ejemplo). Sea generoso en todo momento: aquello que le damos al mundo nos llega siempre de vuelta de la manera adecuada.

Mudra para actuaciones en público – Mudra de la seguridad en uno mismo

Preparación Frote el pulgar y el índice de cada mano entre sí.

Mudra Doble el dedo medio, el anular y el meñique hacia la palma de la mano correspondiente. Con los dedos extendidos, junte los pulgares y los índices por la punta. Sitúe las manos por delante del pecho, con los índices apuntando hacia el cielo y

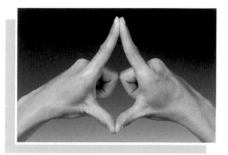

los pulgares hacia el pecho. De esta manera, las manos forman una especie de escudo ante su corazón, mientras que los índices forman la punta de una flecha con la que usted da en el blanco.

Respiración Respire honda, lenta, rítmica y suavemente. Las pausas tras la inspiración y la espiración son algo prolongadas. Note la respiración en el pecho y el abdomen.

Efecto Este mudra actúa sobre las cápsulas suprarrenales que segregan la adrenalina y tiene en general un efecto holístico.

La seguridad en uno mismo se desarrolla a partir de la confianza en uno mismo, y una confianza saludable es hija de la confianza en lo divino. Reflexione un instante sobre la siguiente pregunta: ¿Qué significa para usted seguridad en uno mismo? Seguro que en algunos aspectos de la vida posee una buena dosis de seguridad, ¿en cuáles? Piénselo detenidamente, pues este simple ejercicio contribuye a reforzar su autoconfianza incluso en aquellas áreas en las que no anda sobrado de ella.

Conozco, por ejemplo, a una señora que es capaz de dar unas brillantes conferencias ante un gran público, pero que, en cambio, delante de su madre se inhibe y se vuelve pura timidez. Podría llenar libros enteros con ejemplos como éste. La seguridad en uno mismo puede desaparecer como por arte de magia cuando uno se encuentra delante de su madre, hija, jefe, pareja, maestro o médico. Las personas y las circunstancias (el miedo a hablar en público, una discusión con alguien) cambian, pero el esquema siempre es el mismo en los casos de baja autoconfianza: simple y llanamente, nos da miedo una persona o un problema.

Lo bueno del caso es que nosotros tenemos el poder de transformar este esquema. Para ello debemos tomar conciencia de que nos vamos a encontrar ante nuevos retos toda la santa vida (las personas implicadas en cada caso sólo tienen una importancia temporal), retos que nos obligarán a renovar constantemente nuestra autoconfianza y que la pondrán a prueba. Eso es arte y parte, simplemente, de nuestro desarrollo interior.

Recibí la primera herramienta acerca de la autoconfianza de mi primer maestro de yoga. Su consejo a las personas que necesitaban más confianza para sus «apariciones públicas» (aunque también sirve para las «apariciones» en el ámbito privado) era: «Sea usted mismo, dé lo mejor de sí y confíe en que su actuación encontrará un eco. Cuando algo surge del corazón, llega al corazón de los demás.» Con esta afirmación en la cabeza, hoy puedo enfrentarme a cualquier público. Y algo más: lo que uno diga o haga no tiene tanta importancia. Lo verdaderamente importante es que uno persiga su objetivo con calma y decisión, un objetivo del que esté convencido, que le entusiasme y que aporte algo a todos los que participen en el proceso. Seamos respetuosos con nuestras aptitudes y con nuestra palabra. Una presentación, un proyecto o una entrevista de trabajo nunca salen del todo perfectos, pero uno ha puesto en ello su mejor empeño. En una conferencia o en una charla, por ejemplo, las palabras pronunciadas sólo representan el 10 por ciento del éxito; el 90 por ciento restante corre a cuenta de los mensajes no verbales que se emiten durante el acto.

Como ya he mencionado, poseer una autoconfianza saludable depende en gran medida de confiar en lo divino. No importa lo que la vida nos depare, ya sea algo que nos produce placer y diversión o, por el contrario, algo que nos provoca malestar, más nos conviene tener a la divinidad de nuestra parte. Es como pedirle que se alíe con nosotros. Eso nos otorga poder, y entonces ya no hay madre, ni jefe ni público que nos pueda amedrentar.

De esta manera, incluso aquello que de entrada nos parece predestinado a fallar puede salirnos bien. No deberíamos pensar nunca a corto plazo y con estrechez, sino a largo plazo y con generosidad. Un «fracaso» nos puede salvaguardar de algo que nos habría producido mucho más dolor. Recuerde siempre que el auténtico éxito no se deja reconocer sólo por lo exterior.

Lo más importante es, pues, nuestra propia actitud ante aquello que nos espera. Miremos al miedo, eterna causa de la inseguridad, directamente a los ojos: ¿Qué podría perder? ¿Sería realmente tan terrible? ¿Qué pasaría si me dejo ridiculizar por esta persona? ¿Sería realmente tan terrible? ¿Qué pasaría si salgo perdiendo en mis pretensiones? ¿Sería eso realmente tan terrible? Piénselo a fondo y examine la cuestión desde todas las perspectivas. Gane en claridad. Y no se deje arrastrar por el orgullo. Llegado el momento de hacer su aparición (una actuación, una entrevista, etc.) dé lo mejor que tenga que ofrecer de sí mismo, sin esperar que todo salga a la perfección.

Y aún otro elemento importante: convierta el sentido del humor en su aliado; déjele participar del juego. Le ayudará a que todo resulte más liviano. Cuanto más difícil y pesada se nos presenta una tarea, tanto más necesitamos de un cierto desenfado que le quite algo de hierro al asunto.

Visualización Antes del acontecimiento que le espera, sea cual sea, imagine con serenidad y todo lujo de detalles su transcurso y el resultado de sus esfuerzos. Dese el tiempo suficiente para ello. Experimente con diferentes variaciones. Después, encomiende el proyecto con toda confianza a las fuerzas cósmicas. Usted ha hecho todo lo que podía y ahora se desentiende de ello. Ha labrado la tierra, plantado y cubierto de nuevo las semillas, y las ha regado. Ellas germinarán, crecerán y florecerán por sí solas. O dicho de otro modo: la fuerza de la creación, que también rige nuestra vida, está ahora al mando.

Afirmación Saldrá tal como lo veo o incluso mejor. Lo celebro y lo agradezco.

Mudra de las olas – Mudra contra las tensiones internas

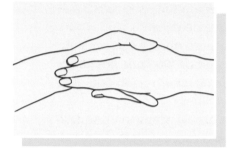

Preparación Rodee la muñeca izquierda con la mano derecha y efectúe un suave movimiento rotatorio con la mano izquierda, dando así un agradable masaje a la muñeca izquierda. Después haga lo mismo con la muñeca derecha.

Mudra Coloque las manos de manera que los dedos índice, medio y anular de la derecha reposen sobre la muñeca izquierda. Los pulgares y los meñiques se enlazan con los de la mano contraria y las manos reposan distendidas sobre el regazo.

Respiración Respire honda, lenta, rítmica y suavemente. Las pausas tras la inspiración y la espiración son algo prolongadas. Acentúe la espiración las primeras 12 veces. Imagine que con cada espiración expulsa las tensiones internas.

Efecto Este mudra fortalece el sistema inmunológico, los órganos sexuales y la parte inferior de la espalda. También es beneficioso en casos de jaqueca, problemas de circulación, desarreglos por la menopausia e hipo o hipertensión sanguínea. No se alarme si se pone a sudar durante la práctica. Es una señal de que el sistema inmunológico está funcionando a toda potencia para vencer un resfriado o infección inminente, o que ya existe. Este mudra tiene además un beneficioso efecto calmante y relajante.

La agitación exterior, el ajetreo y el estrés provocan desasosiego y tensión interior, lo cual consume una gran cantidad de energía. En realidad, necesitamos esta energía para hacer frente a las obligaciones de la vida cotidiana. Cuando el nivel de energía es bajo, el sistema inmunológico, entre otros, se resiente de ello y nos hacemos vulnerables a todo género de enfermedades. También crea tensión en nuestros puntos más desprotegidos, como la zona lumbar o la nuca, que puede llegar a provocar fuertes dolores.

La tensión interna también afecta negativamente a la respiración, con lo que reducimos de nuevo la toma de energía. Así pues, consumimos energía en exceso a la vez que la reponemos en cantidad insuficiente. Por todos estos motivos, es importante que precisamente en esos días de mucho ajetreo nos demos un tiempo para practicar este mudra.

La siguiente imagen, combinada con el mudra, también puede resultar muy tranquilizadora y regeneradora:

Visualización *Imagine que se encuentra junto al mar. Contempla el armónico ir y venir de las olas, que se acercan a usted y se pierden de nuevo en el mar. El viento, que crea las olas, simboliza el desasosiego que, desde el plano mental y a través de las emociones, se traslada al cuerpo. Con cada inspiración se siente más tranquilo, más distendido y sosegado. Es como si las olas se llevaran todo su desasosiego y tensión hacia el mar. Déjese imbuir por la sensación de vacío que aparece, sabiendo que así se podrá llenar de energía renovada, y ¡disfrute con ello!*

Afirmación *Experimento calma en el cuerpo, quietud en la mente y paz en el alma. Permito que así sea y me hace bien.*

Mudra de la lucha – Mudra para el sistema inmunológico

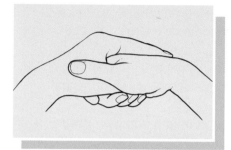

Preparación Coja el índice derecho con el índice y el pulgar izquierdos y sacuda suavemente la mano derecha, como si quisiera liberar el dedo del apretón. Cuente hasta veinte. Repita entonces lo mismo con todos los dedos de las dos manos.

Mudra Rodee el pulgar izquierdo con todos los dedos de la mano derecha. El pulgar derecho reposa sobre el dorso de la mano izquierda entre el índice y el pulgar. Mantenga el pulgar izquierdo, y después el derecho, en esta posición de 7 a 10 minutos (el mismo tiempo para los dos).

Respiración Respire honda, lenta, rítmica y suavemente. Las pausas tras la inspiración y la espiración son algo prolongadas. Note la respiración en el pecho y el abdomen.

Efecto Este mudra fortalece el sistema inmunológico y le ayuda a prevenir enfermedades.

Desde la operación que sufrí el año pasado y los tres tratamientos de antibióticos a los que me tuve que someter para combatir sendas infecciones, sé lo que significa que el sistema inmunológico esté deprimido. El mudra de la lucha me ayuda a interceptar y esquivar nuevos «ataques» en su fase incipiente. Además me tomo de inmediato uno o dos comprimidos de vitamina C, que activa el sistema inmunológico, y me coloco una botella de agua caliente sobre el hígado para poder expulsar rápidamente el agente tóxico a través del sudor.

Ni que decir tiene que es bueno beber mucho líquido (tila, salvia y otras infusiones) y comer sano y ligero. Una señora que se acercaba a los 100 años de edad, rebosante de salud, destacaba la importancia de una buena digestión para que se pueda dar una eliminación natural de las toxinas. Hoy en día existen diversos remedios naturales que ayudan a regular la evacuación. Si no los conoce, pida consejo en los lugares apropiados.

Cuando el sistema inmunológico se ve obligado a trabajar más de la cuenta, necesita tranquilidad a toda costa. Un resfriado puede indicar que uno ya está «hasta las narices», un dolor de garganta, que a uno ya le llega «el agua al cuello», etc. Entonces ha llegado el momento de parar un poco el carro, plantearse de nuevo el ritmo cotidiano y modificarlo en consecuencia. Regálese de vez en cuando un fin de semana tranquilo; con la edad, estos recesos son cada vez más importantes. Antiguamente no se trabajaba en absoluto en domingo, y este ciclo de 7 días tiene su razón de ser. Piense simplemente que si una gripe le obliga a guardar cama, quedará fuera de combate. ¿Por qué no curarse en salud? A veces nos sienta de perlas regalarnos un precioso día entero en la cama. Estas estrategias dan buenos resultados, se lo puedo garantizar.

Cuando su cuerpo haya conseguido repeler con éxito el ataque de una enfermedad es bueno que le conceda unos días de calma y mimos.

Visualización Envíe mentalmente luz y calor curativos a la zona del cuerpo afectada, como si encendiera miles de lucecitas en sus células.

Afirmación La luz, el calor y la calma me otorgan salud y una vitalidad renovada.

Mudra del pecho – Mudra para un corazón fuerte

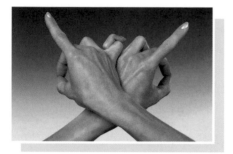

Preparación Extienda los brazos hacia los lados, como si quisiera abrazar un gran árbol, y manténgalos así durante unos segundos. Esta postura sirve para fortalecer el meridiano del corazón.

Mudra Cruce las muñecas, enlace los meñiques, una las yemas del pulgar y el dedo medio y sitúe las manos, señalando hacia fuera, delante del pecho. Al inspirar, tire suavemente de una mano con la otra, hasta que sienta un agradable estiramiento en el pecho, y, al espirar, afloje la tensión. Repita esta operación 36 veces. Al terminar, mantenga la postura unos instantes más con las manos sueltas y distendidas y, cuando sienta fatiga, déjelas reposar sobre el regazo.

Respiración Respire honda, lenta, rítmica y suavemente. Las pausas tras la inspiración y la espiración son algo prolongadas. Concéntrese en el chakra del corazón.

Efecto Este mudra fortalece el corazón y crea una agradable relajación en todo el pecho.

Investigaciones recientes han demostrado que el corazón estimula la producción de hormonas que son muy importantes para nuestras *sensaciones* y *sentimientos* (amor, apetencia, alegría, entrega, espiritualidad, etc.) y para nuestro *bienestar*. El saber oriental también afirma que el amor y el gozo, en todas sus manifestaciones, dependen de la energía del corazón y que los sentimientos, a su vez, pueden fortalecer o debilitar este órgano vital. El amor, independientemente de la forma que adopte, es una fuerza que crea lazos y genera comunicación. De que la energía del corazón sea fuerte o débil dependerá, pues, cuánto amor podremos recibir, qué grado de profundidad podrá poseer este amor y hasta qué punto seremos capaces de gozarlo.

El amor también entraña dolor y supone, por ello, un riesgo. Cuando nos cerramos al amor, perjudicamos a nuestro corazón y cortamos el paso a muchos motivos de alegría. Es bueno dedicar de vez en cuando algunas reflexiones al tema del amor. Éste no debería dirigirse nunca a una sola persona, sino abarcar a mucha gente. Eso permite volver a llenar el vacío que deja una persona al morir o irse lejos, y los que se quedan estrechan un poco más el círculo.

El amor es un sentimiento de familiaridad que se transforma y se desarrolla constantemente. La distancia y la proximidad se van alternando como la noche y el día. Más nos vale permitir que así sea, pues ése es el proceso natural. Si bien se suele pensar en el amor como la fuerza de la unidad, el dejar marchar también forma parte de él.

Como ya he mencionado, la comunicación también es arte y parte del amor y, con ella, el dar y recibir. Del mismo modo que la espiración provoca la inspiración, recibir depende completamente de dar. Dar desde el corazón —aunque también con buen juicio y sin interés propio—: ése es el verdadero arte de la vida.

Tenemos toda una vida a nuestra disposición para conocer una y otra vez el «amor» y ejercerlo. Cometeremos muchos errores y gozaremos de nuevas oportunidades para mejorarlo. Eso mantiene al corazón saludable y en buena forma.

El amor más puro es, con seguridad, el amor espiritual, el amor a lo divino. Pero, a decir verdad, me cuesta un poco abarcar este concepto: me resulta demasiado abstracto. Si, en cambio, me imagino que esta fuerza me sonríe desde cada flor y desde cada criatura feliz que veo, entonces sí que podría abrazar al mundo entero, tal como lo he descrito al principio de este capítulo.

Visualización Imagínese a una o varias personas y cómo les podría expresar su cariño y afecto, sin imponer ni una sola condición.

Afirmación Te quiero tal como eres, y también abro mi amoroso corazón a los animales y las plantas.

Mudra del rejuvenecimiento – Mudra para la digestión

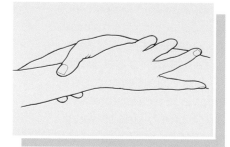

Preparación Acaricie durante un rato la cara interna de los antebrazos con las palmas de las manos, suave y rítmicamente.

Mudra Rodee los antebrazos con la mano contraria y deje reposar las manos en ellos sin ejercer ninguna presión.

Respiración Respire honda, lenta, rítmica y suavemente. Las pausas tras la inspiración y la espiración son algo prolongadas. Note la respiración en el pecho y en el abdomen.

Efecto En la cara interna de los antebrazos se encuentran algunos puntos de acupresión, cuyo tratamiento, según la medicina tradicional china, produce un rejuvenecimiento, estimula la digestión y previene las flatulencias.

Los científicos occidentales han descubierto que cuántas más impurezas se acumulan en el organismo de una persona, tanto más envejece ésta. Por ello, y sobre todo con la edad, es importante comer ligero, digerir bien y, de vez en cuando, hacer curas depurativas.

Una buena forma física, la presteza mental y espiritual y una presencia positiva son seguramente los tres componentes más importantes de la juventud «eterna». Podemos alcanzar todo eso si estamos dispuestos a desprendernos de todo aquello que ya está pasado o desgastado, a sacar el mejor provecho de la situación presente y a encarar el futuro con el ánimo ligero y plenamente confiado (confianza divina). La edad que tengamos no tiene así la más mínima importancia.

Sentirnos jóvenes o viejos es puramente una cuestión de actitud interior, y percibirnos como viejos o jóvenes depende completamente de cómo nos veamos o presentemos a nosotros mismos. Sin embargo, tampoco conviene poner un énfasis excesivo en la apariencia de juventud, ya que puede provocar fácilmente el rechazo de los demás e impedirnos llegar a ser personas maduras. Es importante pensar de vez en cuando sobre el envejecimiento, un proceso que varía mucho de una persona a otra y que tiene mucho que ver con la actitud ante la vida y la planificación.

Incluso hoy en día existe mucha gente mayor muy sabia. Justamente hace un par de días escuché un programa de radio que se titulaba «Conversaciones con personas centenarias». Era, con diferencia, el programa más interesante que he escuchado en las últimas semanas. Me estimuló a reflexionar sobre la edad y a plantearme cómo iba a emplear mis días de vejez: ¿qué cosas ya no haré, en qué me ocuparé y cómo podré ofrecer buenos momentos a los demás y a mí misma? Quizá sea cierto: nos mantenemos jóvenes cuando entramos en la vejez con decisión, una actitud positiva y un juicio claro.

Los elementos sol (fuego), agua, aire y las fuerzas cósmicas ocultas constituyen el principal alimento del cuerpo, la mente y el espíritu. Por ello tal vez sea incluso más importante que a medida que nos vamos haciendo mayores nos aseguremos de salir a pasear cada día al menos media hora. La siguiente imagen le ayudará a adquirir conciencia de esto e incrementar así la absorción de estos elementos a través de la respiración y de los poros.

Visualización Es un día de verano cálido y radiante. Usted se encuentra al pie de una cascada en las montañas, se quita la ropa y se zambulle en el agua cristalina. Cada vez que expulsa el aire, ve como le salen impurezas por la nariz y por los poros y como el agua se vuelve turbia a su alrededor. Al cabo de un rato, el agua deja de enturbiarse y permanece clara, y usted se siente fresco y ligero en cuerpo, mente y espíritu. Ahora se tumba al sol y se deja secar por el aire y el sol. Una brisa cálida y ligera le acaricia. Usted no puede verla pero sí percibirla, y pide que las energías aún más invisibles y poderosas le arrullen y fortalezcan. Se siente como si acabara de emerger de una fuente de la juventud.

Afirmación Me siento bien, me siento fresco, me siento fuerte.

Mudra de la reflexión – Mudra para encontrar el sentido de la vida

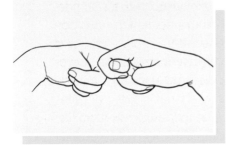

Preparación Para empezar, masajee el índice y el meñique de las dos manos.

Mudra Apoye el pulgar sobre la base del meñique respectivo. Cierre entonces las manos en un puño, enlace los índices y sitúe las manos por delante del pecho. La palma de la mano derecha mira hacia abajo y la de la izquierda hacia el corazón.

Respiración Respire honda, lenta, rítmica y suavemente. Las pausas tras la inspiración y la espiración son algo prolongadas. Concéntrese en el chakra de la frente.

Efecto Este mudra estimula el intestino grueso y el meridiano del corazón. A nivel mental, fortalece la capacidad de reflexionar y llegar a conclusiones; en el plano emocional, ayuda a vencer los miedos.

¿Cuál es el sentido de la vida? Esta pregunta se nos plantea una y otra vez en las épocas de transición de la vida. En los últimos meses he tenido mucho tiempo para reflexionar sobre esta cuestión. Al final tuve que reconocer que cuanto más pensaba en ello, más me alejaba de una respuesta clara. Las respuestas de muchas religiones ya las conocemos; el objetivo de la mayoria de ellas es la salvación (¿de qué?) y un más allá paradisíaco. En otros tiempos era en cierto modo más fácil: uno formaba una familia, tenía éxito en su oficio o en ocupaciones caritativas y buscaba el sentido de la vida en el acto de tomar las decisiones «correctas».

Yo creo que seguramente nunca llegaremos a conocer el sentido último y mayor de nuestra vida, pero aun así, las respuestas de los yoguis son las que me parecen más plausibles. Ellos afirman que hemos venido al mundo para crecer y madurar interiormente, para hacernos más sabios y más nobles, acercarnos cada vez más a la divinidad y terminar uniéndonos a ella.

Personalmente, pienso que todo en el universo tiene su sentido. Eso incluye a mi persona, mi vida y todos mis actos. Pero aun con esta idea en la cabeza, es importante encontrar siempre un nuevo sentido en la vida diaria. Eso también supone plantearnos nuevos retos con los que podamos demostrar nuestra capacidad y nuestro saber hacer.

Sea como sea: yo decidí ir renovando el sentido de mi vida buscándome nuevas tareas que se adecuaran a mi edad, a mis aptitudes y a mis necesidades. Tan pronto como hube tomado esta decisión, empezaron a llegarme encargos y ofertas que me confirmaban que lo que la vida me deparaba era nuevo y era bueno. Además, caí en la cuenta de que sería un tanto presuntuoso pretender conocer, así sin más, el sentido de la vida. En realidad, me daré por más que satisfecha si llego a averiguar cuál es el sentido de los próximos años de mi vida.

¿Qué sentido les doy, pues, a los próximos años o décadas? Plantearse esta pregunta de vez en cuando y buscarle nuevas respuestas es divertido y nos ayuda a mantener el paso. Podemos, o debemos, encontrar siempre nuevas direcciones y jugar con nuestros múltiples recursos y capacidades. No subestime nunca el valor de las actividades cotidianas ni el significado de nuestras relaciones con otros seres humanos: todo se puede considerar un nuevo reto para intentar hacerlo mejor. Podemos ponernos a nosotros mismos y a nuestra vida una y otra vez en manos de la divinidad y dejarnos ayudar, guiar y conducir.

Visualización Imagine que se encuentra bajo un cielo infinitamente ancho y centelleante de estrellas. Cada estrella, cada punto de luz, por pequeño que sea, posee su lugar en este orden maravilloso. Y esto incluye también su vida. Tenga confianza en que realizará el sentido de su vida y que superará con destreza y el ánimo ligero los retos que ésta le plantee.

Afirmación Busco y encuentro en el aquí y ahora el sentido más profundo o elevado.

Mudra del cabello – Mudra de la belleza

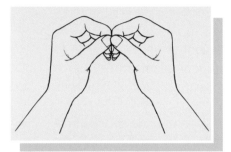

Preparación Con las dos manos, apoye el pulgar sobre la parte exterior de la uña del dedo índice respectivo. Una las uñas de los demás dedos de las dos manos. Ahora frote de manera rápida, rítmica y con una ligera presión las uñas entre sí y cuente hasta 30 aproximadamente.

Mudra Sitúe las manos a la altura del vientre en la postura descrita antes y manténgala un rato.

Respiración Respire honda, lenta, rítmica y suavemente. Las pausas tras la inspiración y la espiración son algo prolongadas. Note la respiración en el pecho y el abdomen.

Efecto Este mudra revitaliza el cabello y también fortalece las uñas y los dientes. Se puede practicar en cualquier momento y no le llevará mucho tiempo.

Un cabello sano y fuerte (el cabello fino también puede ser vigoroso), así como uñas y dientes fuertes, son una expresión de salud y belleza. Piense de vez en cuando en qué significa el término «salud» para usted. ¿Y la belleza? Ésta también debería conservar su importancia toda la vida. Por un lado, se trata de tener una apariencia cuidada, algo que merece toda nuestra atención, aunque estemos solos. Como también la merece, especialmente, la belleza natural que procede del interior.

¿En qué consiste esta belleza que procede del interior? Todo aquello que pensamos se refleja en el rostro y en el comportamiento. Nuestra vida interior determina, pues, el aspecto exterior. *Una sonrisa afectuosa y amable transforma cualquier rostro.*

La sonrisa, sin embargo, no se nos debería «congelar en la cara», pues no siempre hay motivos para sonreír. Pero a aquellos semejantes, animales y plantas que no tienen ninguna culpa de las «desgracias» que nos ocurren, podemos recibirles siempre con una sonrisa. Una sonrisa que no esté hueca: llenémosla con toda la calidez de nuestro corazón. Cada sonrisa es como una puerta que se abre para aportar algo bueno al mundo. Y por la «puerta trasera» —en este caso, más o menos a la altura de las orejas—, nos es devuelto ese bien.

Otro atributo de la belleza son los ojos. Los ojos que contemplan a alguien o algo con afecto, benevolencia y comprensión son siempre bellos. Si además son capaces de asombrarse con reverencia ante los pequeños y grandes milagros, su brillo es entonces resplandeciente. No importa si las personas son viejas, pobres o enfermas: el destello de sus ojos los transforma en «faros» de nuestro mundo y nos aportan toda clase de bondades, justo ahí donde nos encontremos. Todos tenemos el potencial de servir de apoyo a la sociedad y ser una luz para nuestros semejantes. Y ahora mismo es el mejor momento para empezar. Es también agradable saber que de esta actitud nos beneficiamos nosotros mismos tanto o incluso más que los demás.

Tal vez usted ya conozca y practique esto. Pero siempre podemos hacerlo mejor. Habrá momentos, claro está, en los que querremos bajar la cabeza e incluso solazarnos en la autocompasión... también vale. Pero eso se vuelve aburrido muy deprisa. Entonces más nos conviene volver a participar en el mundo y conquistarlo con una sonrisa cariñosa y una mirada resplandeciente a las que nada ni nadie pueda resistirse.

Visualización Practique la sonrisa resplandeciente ante el espejo y diviértase al hacerlo. Imagínese situaciones muy diferentes en las que usted ofrezca una sonrisa franca y cariñosa. Practique primero con situaciones que le resulten fáciles; luego pruebe también con otras que le cuesten más. Con su sonrisa tal vez pueda aflojar aquello que se ha vuelto rígido, desenredar lo enmarañado y convertir lo opresivo en ligero y luminoso.

Afirmación Con mi sonrisa venzo la severidad y la dureza de la vida y conquisto los corazones de las personas.

Mudra para despejarse – Mudra contra el cansancio inexplicable

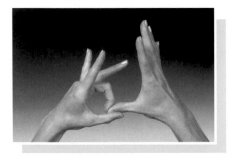

Preparación Para empezar, masajee los dedos medios y los pulgares.

Mudra Apoye el pulgar izquierdo contra la uña del dedo medio y coloque el pulgar derecho entre los dos. Todos los otros dedos están extendidos. Sitúe las manos por delante del pecho, con los antebrazos horizontales. Tras unas 20 respiraciones, repita lo mismo con la mano derecha y coloque el pulgar izquierdo entre los dedos derechos.

Respiración Respire honda, lenta, rítmica y suavemente. Las pausas tras la inspiración y la espiración son algo prolongadas. Acentúe la inspiración en las 12 primeras respiraciones y sienta el chakra base al hacerlo.

Efecto Este mudra activa la energía en general, libera bloqueos energéticos y estimula sobre todo el meridiano de la vesícula biliar. Practique este mudra si se siente fatigado con frecuencia, si le espera una montaña de trabajo o cuando quiera abordar una nueva tarea.

En caso de fatiga crónica es necesario consultar al médico. Los síntomas difusos de fatiga se han convertido en una enfermedad muy extendida en nuestra sociedad y le dificultan la vida a mucha gente. Un exceso de trabajo intelectual nos puede provocar fatiga mental (vea también el mudra del maestro en la página 154), y un exceso de preocupaciones, decepciones o penas nos llevan a la fatiga espiritual. Y además está, por supuesto, la pura fatiga física. Para eliminarla, suele bastar una buena noche de sueño reparador (es bueno dar un paseo por la tarde) o descansar un fin de semana.

En casos de fatiga general, es importante volver a examinar los hábitos de comida, bebida y descanso, y efectuar los cambios que resulten necesarios. También es importante salir regularmente al aire libre y al sol. ¿Cuándo fue la última vez que dio un paseo de al menos 30 minutos a buen paso? Después se experimenta un agradable cansancio, justo lo que necesitamos para desarrollar nuevas fuerzas y volver a despertar la ilusión de vivir.

No sirve absolutamente de nada pensar todo el día en el cansancio. Al contrario: *El pensamiento debe ser apartado con perseverancia de todo aquello que nos oprime, nos paraliza y nos hace sentir cansados.* Lo que más ayuda es llevar el pensamiento en otra dirección, y podemos usar nuestra conciencia para pensar en cosas positivas y hermosas. La música alegre, las imágenes armónicas y los buenos libros pueden resultar de un valor incalculable en estos momentos bajos. Yo misma, por experiencia personal, conozco demasiado bien lo que es la fatiga crónica. Y sé lo mucho que puede costar «hacer algo al respecto». Pero anímese a probarlo: merece la pena.

Piense a menudo en todo aquello que haría si no estuviera ahí esa dichosa fatiga. Déjese impregnar del todo con esas imágenes. Al cabo de pocos días (tres semanas como mucho, se lo puedo garantizar), se dará cuenta de hasta qué punto estos pensamientos e imágenes le refrescan y le despiertan las ganas de vivir. Lo que ha hecho es volver a programar su inconsciente. El color blanco de la siguiente imagen le ayudará a programar una nueva vida:

Visualización Está contemplando un oscuro cielo nocturno. Ante usted flota una esfera blanca (de un blanco cálido, suave), que usted hace crecer con cada espiración. Pronto, todo lo que le rodea, arriba, abajo, a los lados, incluso sus vestidos, se ha vuelto blanco. Con toda la fatiga que le oprime, haga ovillos oscuros y deje que se los trague el color blanco. Deléitese algunos minutos más en este blanco y permita que surjan imágenes de todo lo hermoso y placentero que hará en el futuro.

Afirmación Declare desde lo más hondo del corazón: La vida es un cofre del tesoro que se me abre y me enriquece. ¡Gracias!

Mudra del estómago – Mudra contra las preocupaciones

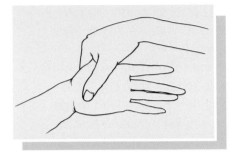

Preparación Frote la cara externa del pulgar izquierdo unas 50 veces con el pulgar y el índice de la mano izquierda.

Mudra Rodee el pulgar izquierdo con los dedos de la mano derecha y apoye el pulgar derecho sobre la base del izquierdo. Coloque las manos por delante del plexo solar. Tras 10 o 20 movimientos respiratorios, masajee el pulgar derecho y repita la postura con él.

Respiración Respire honda, lenta, rítmica y suavemente. Las pausas tras la inspiración y la espiración son algo prolongadas. Concéntrese en el chakra del plexo solar.

Efecto Este mudra de origen japonés es indicado para los problemas de estómago.

Cuando se sufren molestias de estómago, que se manifiestan principalmente en forma de acidez o flatulencias, es bueno tomar un vaso de agua con un poco de miel por la mañana y antes de las comidas. Una manzana entre horas, una dieta ligera con poca carne, mucha ensalada (aliñada con aceite y vinagre), las patatas y el arroz ayudan también a regular la secreción de ácidos en el estómago.

Según la medicina china, cuando el estómago o el bazo se encuentran debilitados, la persona tiene tendencia a preocuparse en exceso y a darse a las cavilaciones. Esto coincide plenamente con lo que yo he observado en mi familia y en mi trabajo.

¿Sabía usted que preocuparse puede llegar a convertirse en una adicción? ¿Y sabe también que las preocupaciones nunca merecen la pena y que el precio que pagamos por ellas es muy alto, pues no hacen sino reducir drásticamente nuestra calidad de vida? Las preocupaciones siempre perjudican, y no sólo al que las abriga, sino también a aquellos por los que uno se preocupa.

Porque las fantasías y los pensamientos negativos que produce la preocupación tienen tendencia a hacerse realidad en la vida.

No podemos sacudirnos fácilmente las preocupaciones, pero sí podemos desarrollar estrategias contra ellas. Si su problema es que se preocupa demasiado, pruebe a observar lo siguiente con precisión: ¿a qué horas del día o de la noche, o en qué días de la semana, es más propenso a preocuparse? Las preocupaciones no pueden volverse tan sólo una adicción, sino que pueden llegar a convertirse en un mal hábito que aparece con tanta regularidad como el hambre a las horas de las comidas. ¡Y cómo nos agarramos a nuestros hábitos! Hace poco, intentando ayudar a una cliente a tomar conciencia de esto, reaccionó como si yo quisiera robarle su juguete preferido.

Con este mudra y la siguiente visualización podrá desprenderse de este hábito. Plantéese también si, en esos momentos, no habría algo que pudiera hacer que le ocupara verdaderamente el pensamiento (un libro interesante, una película, resolver un crucigrama), aunque sea en mitad de la noche. Con regularidad y perseverancia, observará cómo en pocos días, tres semanas a lo sumo (los malos hábitos tardan unos 21 días en rectificarse), desaparece esta molesta costumbre. Pero no baje aún la guardia y preste especial atención a sus pensamientos durante los meses siguientes: los malos hábitos se vuelven a instalar en cuanto uno se descuida.

A lo mejor ahora mismo está pensando: «Todo esto suena muy bien, pero yo tengo verdaderos motivos para preocuparme.» Cierto, en eso lleva razón, pero ¿preocuparse le resuelve el problema?

La mayoría de las preocupaciones aparecen cuando no tenemos control sobre una circunstancia o una persona. Pero al fin y al cabo, la idea de que es posible controlar algo o a alguien es una pura ilusión, puesto que, en realidad, no podemos controlar nada. Mañana mismo nos puede suceder algo completamente imprevisto y, de repente, ya nada será igual que antes. El destino o la divinidad lo quisieron de otro modo y nosotros, simplemente, no quisimos percibir las señales que nos habían mandado. Lo más que podemos hacer es crear las mejores condiciones posibles —e incluso en eso topamos con nuestras limitaciones internas y externas— y dejar el resto en manos de la divinidad.

Créame, sé bien de qué hablo. Antes del accidente, el cuerpo me respondía normalmente a la perfección y yo podía confiar en que todo saldría redondo. Ahora, como se ha demostrado, debo estar preparada para las sorpresas desagradables. Si empezara a preocuparme por ello —y en otros tiempos había sido una «doña angustias»—, ya podría descartar de antemano las ofertas y encargos de trabajo más interesantes que me llegan. Porque podría suceder que no estuviera capacitada para ello...

Cuando me empiezan a aparecer preocupaciones, me ayuda evocar la siguiente imagen junto con el mudra:

Visualización Imagínese con todos los detalles y matices que todo anda de manera óptima. Vea con su ojo interior lo contentos y satisfechos que están todos los interesados (usted incluido) y cómo usted lo expresa con sus palabras y gestos.

Afirmación Dejo... (nombrar el problema o la persona) en las amorosas manos de Dios y todo estará bien.

Mudra del intestino – Mudra para perfeccionistas

Preparación Frote el índice derecho unas 50 veces con el pulgar e índice izquierdos, desde la punta hacia abajo. Haga después lo mismo con el meñique. Pase ahora a la mano izquierda y masajee el índice y el meñique de la misma manera.

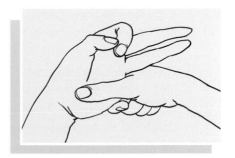

Mudra Rodee el meñique izquierdo con los dedos de la mano derecha. Apoye el pulgar derecho sobre la palma izquierda y el pulgar izquierdo sobre el borde externo de la uña del índice. Después repita la postura, durante el mismo tiempo, con el meñique derecho.

Respiración Respire honda, lenta, rítmica y suavemente. Las pausas tras la inspiración y la espiración son algo prolongadas. Acentúe la espiración en las 12 primeras respiraciones. Concéntrese en el chakra base.

Efecto Este mudra alivia los calambres de estómago y estimula el intestino grueso y el delgado.

Decimos a menudo, y no sin razón, «esto me da dolor de barriga». Un exceso de trabajo o de exigencia hacia uno mismo, el estrés, el perfeccionismo o las malas noticias pueden provocar verdaderos calambres en el estómago. También las «intoxicaciones internas», provocadas, por ejemplo, por medicamentos, aumentan la tendencia a sufrir calambres.

Como remedio inmediato contra dichos calambres resulta de ayuda:
- Aplicar compresas calientes o una botella de agua caliente.
- Infusiones de hinojo, anís, comino o milenrama.
- Un masaje en el vientre con movimientos circulares en el sentido de las agujas del reloj (unas 36 veces). Tras el masaje, dejar reposar las manos sobre el vientre con los dedos índice a derecha e izquierda del ombligo y los dedos medios a unos dos centímetros por debajo de él.

Si padece dolores de estómago con frecuencia sería recomendable practicar una colonterapia y examinar los hábitos alimenticios. Encontrará más información sobre este tema en el libro *Das grosse Buch der Darmreinigung* [El gran libro de la colonterapia] de Norbert Messing. También el magnesio y el complejo de vitamina B ayudan a prevenir los calambres. El intestino se recupera muy rápidamente; no se asuste, pues, pensando que el resto de su vida tendrá que renunciar a comer aquello que le gusta. Además, hoy en día contamos con toda clase de saludables exquisiteces.

El intestino también necesita ejercicio y relajación; un buen profesor de yoga le aportará sugerencias a este respecto en sus clases. Una vez que haya aprendido a relajarse, practique en casa con la ayuda de los libros apropiados. A lo mejor mi libro *Lust auf Yoga* [Ganas de hacer yoga] le sirve para ir abriendo el apetito.

Según la medicina china, el intestino grueso y los pulmones, así como el intestino delgado y el corazón están muy relacionados; se les atribuye, entre otros, el sentimiento de melancolía. Esta forma de tristeza tiene mucho que ver con el sentimiento de vacío interior, el aburrimiento y la falta de sentido. Nuestra «línea de comunicación» con la divinidad se encuentra interrumpida, perdemos la confianza y tenemos cada vez más dudas de que exista un poder superior.

Para no tener que pensar sobre su vida, muchas personas se abocan a trabajar en exceso. Por añadidura, buscan la perfección en todo lo que hacen y les cuesta mucho desprenderse de un trabajo ya terminado y entregarlo (tal como el intestino retiene el «producto»). Al final, siguen efectuando modificaciones o correcciones que, más que mejorar, a menudo empeoran las cosas. Les falta confianza en sí mismos y en su trabajo y les cuesta aceptar que tanto ellos como su trabajo —sin tener que ser perfectos— son buenos o incluso muy buenos.

Puesto que el perfeccionismo puede crear verdaderas dificultades en la vida, es preciso pensar en ello detenidamente. Tal como alguien expresó con gran acierto: «Aspira en todo a la perfección, pero no seas perfeccionista.» Quizá nos resulte un poco de ayuda pensar que no existe absolutamente nada que esté definitivamente terminado. Siempre queda algo que se puede mejorar, y pasados unos meses o unos años, hay muchas cosas que probablemente haríamos de otra manera. Todo —cada planta, cada animal, cada persona— se transforma interna y externamente sin cesar: es la ley cósmica de la evolución. Esto entraña también que nuestra vida no termine definitivamente con la muerte, sino que la conciencia perviva en alguna otra forma. Como decían los antiguos yoguis, con cada vida nos pulimos más y más, hasta llegar a brillar con la pureza de un diamante.

Los calambres de estómago son provocados a menudo por tensiones internas que impiden que el contenido del intestino pueda transitar a la velocidad adecuada. Eso provoca una especie de «contaminación interna». No obstante, para todo hay un remedio: la siguiente imagen puede actuar como una especie de «limpieza general» interior.

Visualización Imagínese que se encuentra rodeado por un tubo de cristal. A su lado tiene un cubo lleno de agua espumosa. El tubo de cristal está lleno de manchas y suciedad. Ahora empiece a limpiar el tubo con el agua jabonosa, aplicándose a ello con el entusiasmo de un niño absorto en sus juegos. El cubo se llena por sí solo de agua limpia y la sucia se desvanece.

Afirmación La limpieza otorga claridad.

Mudra de la vejiga – Mudra para el desapego

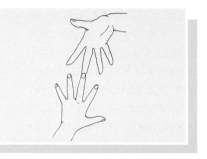

Preparación Masajee primero entre 10 a 30 segundos la zona refleja de la vejiga (ver página 20). A continuación, masajee el final del meridiano de la vejiga en la base del dedo medio.

Mudra Abra las manos y extienda los dedos hacia fuera. Una las puntas de los dedos medios. Sitúe las manos de manera que los dedos medios se encuentren en posición vertical. La *palma de la mano derecha señala hacia dentro y los dedos hacia abajo,* situando la mano a una altura entre el estómago y el ombligo. *La palma de la mano izquierda señala hacia fuera y los dedos hacia arriba,* a una altura concordante con la otra mano. Los dedos medios están ligeramente doblados hacia atrás debido a la presión resultante.

Respiración Respire honda, lenta, rítmica y suavemente. Las pausas tras la inspiración y la espiración son algo prolongadas. Acentúe la espiración en las 12 primeras respiraciones y siga respirando luego según las indicaciones dadas. Concéntrese en el chakra base.

Efecto Este mudra procede de Bali y se practica durante la ablución matinal. Fortalece la energía de la vejiga y tiene, en general, un efecto depurativo y regenerador. En el plano anímico-mental, la energía de la vejiga está relacionada con el desapego, la capacidad de adaptación y la flexibilidad de espíritu.

La postura de la vela del yoga también es un ejercicio muy indicado contra las infecciones de vejiga. En casos de incontinencia, se puede ejercitar el esfínter de la vejiga contrayéndolo y relajándolo (10 secuencias de movimientos 5 veces al día).

A mucha gente nos cuesta despedirnos de las personas o de aquello que ya está viejo y gastado. Esto provoca sufrimiento, aflicción, rencor y decepciones. Por eso es importante tomar conciencia de que no podemos atarnos a otras personas, de que en la enfermedad o en el proceso de envejecer tenemos que adaptarnos constantemente a nuevas condiciones de vida y que, lamentablemente, no podemos retener lo bueno del pasado.

Justo hoy he leído un proverbio que me ha conmovido: Saber soltar significa poder renunciar a algo sin vivirlo como una derrota. O tal vez le inspire aún más el cuento de los Hermanos Grimm, *Hans im Glück* [Juan el Afortunado], quien, al regalar cuanto poseía, era cada vez más feliz.

Yo también he tenido que aprender que la vida que me está destinada no se vuelve mejor a base de apego y terquedad. Pero sí se vuelve más ligera y puede desplegarse con todo su dinamismo si estoy dispuesta a aceptar las despedidas, adaptarme a las nuevas situaciones y mantenerme receptiva a los nuevos obsequios que me depara el universo.

La siguiente imagen me ayuda en aquellas ocasiones en las que me he vuelto a agarrar a algo:

Visualización Imagínese que se encuentra ante una cascada fabulosa, atronadora. En ella arroja usted bolas oscuras, todos aquellos pensamientos y sentimientos que le ensombrecen el ánimo y le entristecen. Entonces se dirige hacia el río que fluye, de nuevo en calma, hacia la cascada. En una barca que flota al lado de la orilla, usted carga todo lo bueno de lo que le corresponde desprenderse en este momento. Si se trata de personas que tiene que dejar marchar, invítelas a subir en la barca. Ésta será transportada por las aguas del amor que desembocan en el mar de la divinidad. Formando un cuenco con las manos vacías, usted se dispone ahora a recibir todo lo bueno y hermoso que le llegará.

Afirmación Soy consciente de cómo transcurren las cosas, practico el desapego y me abro al futuro con alivio y determinación.

Mudra de hacer limpieza – Mudra para la resolución de traumas

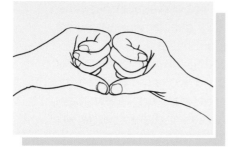

Preparación Frótese las manos como si entre ellas quisiera formar una bolita con miga de pan.

Mudra Doble los dedos de las dos manos y apoye las yemas lo más cerca que pueda de las bases de los dedos. Las yemas de los pulgares se tocan, así como los nudillos medios de los dedos medios. Sitúe entonces las manos por delante del abdomen, tan abajo como pueda.

Respiración Respire honda, lenta, rítmica y suavemente. Las pausas tras la inspiración y la espiración son algo prolongadas. Note la respiración en el pecho y el abdomen.

Efecto Con el mudra de hacer limpieza se pueden traer a la luz, e incluso resolver, traumas que están grabados en el inconsciente, los recuerdos sin reexaminar de antiguas heridas.

Practique este mudra durante 7 días de 3 a 7 minutos. Durante ese tiempo, procure tomar alimentos ligeros y beber mucho líquido.

Todos hemos sufrido heridas físicas, mentales y emocionales que quedan guardadas en el inconsciente. Estas heridas nos pueden crear dificultades en la vida cotidiana o en determinadas situaciones, provocando reacciones exageradas, miedos, sentimientos de tristeza, o incluso volviendo a infligirnos dolor. Muchos traumas han quedado inscritos en el inconsciente porque en el momento en que se dio el hecho traumático no pudimos resolverlo o porque generó sentimientos de vergüenza, resentimiento, culpabilidad, etc. Pero sabemos también que no estamos obligados a vivir a merced de estos sentimientos, ni por todo el daño que nos hayan infligido, o que nos hayamos podido causar a nosotros mismos, por los errores cometidos en momentos de confusión e imprudencia. Todo ello fueron lecciones importantes en nuestros años de aprendizaje. Si fuéramos perfectos no estaríamos en el mundo, y en el caso de que eso fuera posible, sería terriblemente aburrido.

Ahora ha llegado el momento de hacer limpieza en el inconsciente. ¿O es que aún cree que ha abierto el libro por esta página por casualidad?

La práctica de este mudra puede incrementar su actividad onírica. También los sueños sirven para poner orden en el inconsciente y actúan como válvula de escape. Cuando aparecen viejos recuerdos o situaciones desagradables del pasado, no se agarre a ellos en ningún momento. No se atormente con sentimientos de culpa, resentimiento u odio, anímese a perdonar. *Averigüe lo que puede aprender de ello y de qué manera puede hacer el bien en el momento presente, en beneficio propio y de los demás.*

Este mudra guarda además un pequeño secreto: ¡déjese sorprender! En su inconsciente se ocultan aún preciosos tesoros, todo un potencial por aprovechar de aptitudes, recursos y creatividad. Si usted se abre un poco hacia él, este potencial también se le manifestará. ¿No ha observado alguna vez que las personas creativas e interesantes no siempre son las de trato más fácil? Son hipersensibles y muchos tienen un temperamento imprevisible. Pero precisamente por eso su vida es bastante más variada e interesante. Su relación con el inconsciente es abierta y despreocupada; su potencial interior se puede realizar plenamente.

Tampoco es cuestión de que este mudra nos vaya a convertir en artistas excéntricos. Sin embargo, tener buenas ideas para la vida cotidiana, descubrir nuevas aptitudes y posibilidades y afrontar proyectos interesantes, eso sí que puede servirnos a todos. ¡Hay tantas cosas interesantes que podemos hacer, no importa la edad que tengamos ni que seamos ricos o pobres!

Visualización Tenga a mano papel y pluma. Imagínese que en la puerta de su inconsciente se abre una rendija. Cuando aparezca un mal recuerdo, escriba lo que haya aprendido de esa antigua situación. Cuando aparezcan buenas ideas, anótelas en el papel.

Afirmación Encuentro la semilla del bien que se esconde en cada lección de la vida.

Mudra del fluir – Mudra de la dicha

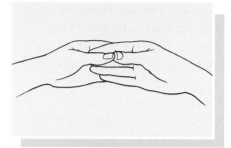

Preparación Primero frótese las manos hacia fuera y sacúdalas después desde las muñecas.

Mudra Forme una cavidad con la palma de la mano izquierda y repose en ella la mano derecha. Las puntas de los dedos izquierdos descansan sobre los montículos en la base de los derechos, y los pulgares se tocan. Las manos reposan distendidas sobre el regazo.

Respiración Respire honda, lenta, rítmica y suavemente. Las pausas tras la inspiración y la espiración son algo prolongadas. Concéntrese en el chakra de la frente.

Efecto Practicar este mudra por las mañanas en combinación con la respiración de trance (ver página 38), le brindará momentos de dicha tan placentera que le acompañarán durante todo el día y le darán fuerzas para el quehacer cotidiano. Si por las noches medita con él, le aportará confianza, calma y un sueño reparador.

Su mano derecha, regida por el hemisferio izquierdo del cerebro, activa y orientada al exterior, descansa sobre la izquierda, que está conectada con el hemisferio derecho y las fuerzas interiores y divinas. Este mudra simboliza que usted permite que su ser interior, divino, se haga cargo de su trabajo, su vida y su ser exterior, y los proteja y les dé sustento.

Saber y sentir esto nos puede proporcionar un gran sosiego y confianza. Damos lo mejor que podemos de nosotros mismos —por poco que sea, ya es suficiente— y nos encomendamos a la energía amorosa del universo.

El universo nos sostiene y nos guía y siempre quiere lo mejor para nosotros. Sin embargo, a veces también puede doler, pues perdemos de vista el camino debido al estrés o a la ofuscación y nos vemos obligados a detenernos. Con la serenidad y el buen juicio que otorga este mudra, podemos recuperar la claridad. Con ella se despeja la vista para ver la senda «correcta» y podemos reconocer qué es lo verdaderamente importante para nosotros. Este mudra nos ahorra numerosas contrariedades y, junto con los momentos de dicha que nos proporciona, nos ayuda a enriquecernos a más largo plazo.

Vivimos en un mundo más bien desagradecido y esto, a veces, nos puede entristecer o frustrar. Sin embargo, si dedicamos y encomendamos nuestro quehacer diario a la divinidad, desaparece la necesidad del agradecimiento de nuestros congéneres, y el universo nos sabrá recompensar sin lugar a dudas.

Si practicamos este mudra por la mañana y por la noche, también nos ayuda a que todo fluya correctamente en nuestra vida. Nos encontramos en el lugar y el momento oportunos con las personas y las cosas que nos corresponden. Y nos resulta más fácil pensar positivamente, ser pacientes y conservar la calma y una buena disposición hacia los demás.

Visualización Imagínese un lienzo blanco en el que escribe, con su color preferido, una sola frase. En ella, formule una meta o un deseo en términos positivos. Deje entonces que la frase se eleve hacia lo alto y concéntrese de nuevo en la respiración. Permita que los pensamientos vengan y vayan y usted entréguese una y otra vez al ritmo de la respiración.

Afirmación Tengo en mí todo aquello que necesito para ser feliz.

Mudra del saber soltar – Mudra contra el mal de amores

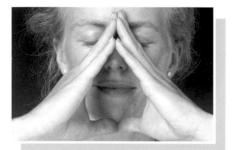

Preparación Masajee con los dos dedos índices la raíz de la nariz.

Mudra Coloque las manos de manera que los índices derecho e izquierdo reposen a lado y lado de la raíz de la nariz, los dedos medios tocan la frente y los pulgares, la barbilla.

Respiración Respire honda, lenta, rítmica y suavemente. Las pausas tras la inspiración y la espiración son algo prolongadas. Acentúe la espiración en las 12 primeras respiraciones y siga respirando luego según las indicaciones dadas. Concéntrese en el chakra de la frente.

Efecto Este mudra favorece la vejiga, los ojos y los senos frontales. La presión de los dedos índices y medios activa la energía de la vejiga y estimula las glándulas lacrimales (llorar hace bien y alivia el dolor emocional).

El mudra del saber soltar ayuda también cuando se sufre de mal de amores, cuando uno ha sido abandonado, rechazado o decepcionado por la pareja o, simplemente, ya no es querido. Este dolor emocional puede durar días y semanas, incluso cuando uno está dispuesto a no aferrarse a la persona en cuestión. Para salir más o menos ilesos de estas penosas circunstancias, las distracciones son ciertamente de gran ayuda, pero no deberíamos intentar apartar del todo el dolor. El mal de amores es, en mi opinión, uno de los sentimientos más torturadores que existen. Por ello me cuesta encontrar palabras de consuelo, pues las palabras no son, ni de lejos, suficientes.

Las relaciones amorosas que terminan mal acaban normalmente por distorsionar nuestra percepción de las cosas. Podemos idealizar a la pareja hasta tal punto que sólo vemos sus aspectos positivos, o bien vemos sólo sus defectos y el amor se transforma repentinamente en odio. El amor y el odio son sentimientos muy entrelazados que se pueden convertir en cadenas de las que conviene liberarse de manera lenta pero segura. La atracción sexual que se ha visto truncada por un abandono puede provocar también mucho dolor. A veces llega a convertirse en un auténtico «mono» energético, puesto que intercambiamos energía con todo ser vivo con el que nos relacionamos. Al cabo de un tiempo nos acostumbramos a ese intercambio y, si las cosas vienen mal dadas, puede asemejarse a una adicción. En este caso hará falta un tiempo para que este enganche energético se disuelva.

Por ello es de enorme importancia que, tras una ruptura, se mantenga una distancia. De esta manera, quizá podamos llegar a encontrarnos con la antigua pareja al cabo de unos meses sin que esas mariposas, tan queridas pero también tan inquietantes, se pongan de nuevo a revolotear por el estómago. ¡Cuanta razón lleva el dicho alemán que reza «Más vale un final doloroso que un dolor sin fin»! Tras una amarga decepción, es importante que no se nos enquiste ningún rencor ni resentimiento: al fin y al cabo, existen infinidad de hombres y mujeres fantásticos de todas las edades. La persona que lloramos o que nos ha decepcionado no debe convertirse en el listón de referencia de todas las demás. La siguiente imagen le puede ayudar a desprenderse de relaciones amorosas que le causen dolor. Practique este ejercicio de visualización al menos durante 7 días, 2, o aún mejor 3 veces al día, de 3 a 7 minutos.

Visualización Imagínese que ante usted, en el suelo, hay dibujado un gran número ocho. Siéntese en uno de los círculos y sitúe a su antigua pareja en el otro. Ambos están enlazados por muchas cintas de colores. Asigne aspectos positivos y negativos a estas cintas (amor, confianza, infidelidad, traición, aprovechamiento, etc.) y, con cada inspiración, corte una de las cintas. Cuando las haya cortado todas, deje que su oponente se marche quedando como amigos. A continuación, salga usted también del ocho y diríjase a un lugar hermoso en el que se encuentre bien y conozca a otras personas.

Afirmación Te dejo marchar, disfruto mi nueva libertad y me abro a las nuevas personas que me traerá el futuro.

Mudra de relajamiento – Mudra contra la tensión

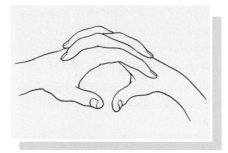

Preparación Frótese el dorso de cada mano con el dorso de la otra y después aflójelas sacudiéndolas con suavidad .

Mudra Entrecruce una mano con la otra y sienta las puntas de los dedos en los dorsos de las manos. El índice izquierdo reposa sobre el hoyuelo que hay entre el pulgar y el índice derechos. Mantenga los pulgares a unos milímetros de distancia, sin tocarse.

Si lo practica en posición sentada, gire las palmas de las manos hacia arriba y apoye las muñecas relajadamente sobre los muslos. Si está tumbado, ponga las manos sobre el abdomen con las palmas hacia abajo de la manera que le resulte más cómoda. Coloque una toalla suave bajos los muslos, ya que facilita la relajación y el flujo de la energía.

Respiración Respire honda, lenta, rítmica y suavemente. Las pausas tras la inspiración y la espiración son algo prolongadas. Acentúe la espiración en las 12 primeras respiraciones y siga respirando luego según las indicaciones dadas. Note la respiración en el pecho y el abdomen.

Efecto Con este mudra podrá relajarse y, al final de la jornada, desconectar más fácilmente del trabajo en muy poco tiempo (de 10 a 20 minutos). Contribuye también a conciliar un sueño más reposado. El mudra también le ayuda a concentrarse y a hacer acopio de energía antes de una aparición en público, una reunión importante o una tarea difícil. A continuación es muy recomendable practicar el mudra del vigor de la página 112.

Muchas personas sufren actualmente tensiones en la nuca, la espalda, o bien tensiones internas que constriñen los pulmones, el corazón o los órganos digestivos. La tensión es el peor «ladrón de energía», y la falta de energía es una de las principales causas de las enfermedades de la vida moderna. Para muchos, «relajarse» al final del día significa sentarse delante de la tele, comer o beber demasiado o tomar drogas (incluidos los medicamentos), aun sabiendo que ése no es el camino adecuado. ¿Qué podríamos hacer, pues? El deporte y el yoga son buenas herramientas, pero a veces ya no nos quedan fuerzas para practicarlos. Este mudra podría convertirse en su receta personal contra los estados de tensión.

A continuación, unas pocas indicaciones más para la relajación:

- Regálese el placer de una ducha o un baño relajante (lavanda, vainilla o flor de azahar).
- Colóquese una pelota de tenis debajo de cada pie y hágala rodar hacia delante y hacia atrás.
- Túmbese de espaldas con las piernas flexionadas y balancéelas a derecha e izquierda al ritmo de la respiración.
- Imagínese que los brazos le pesan mucho, levántelos hacia arriba y bájelos de nuevo al tiempo que espira profundamente, adelantando ligeramente los hombros. Repetir de 6 a 12 veces.
- Coma poca carne.

La tensión es producida a menudo por los pensamientos, y la siguiente imagen constituye un antídoto idóneo contra ellos:

Visualización Imagínese que se encuentra en unas lujosas termas romanas. Las aguas surgen de fuentes termales de penetrante aroma y le producen una deliciosa sensación de relajamiento que le permite olvidarse de todo. Usted se deja mimar todo el día, con buena comida y bebida, tal vez incluso un masaje o una buena sesión de sexo, todo aquello que le proporcione un sentimiento de bienestar absoluto. Dibuje con todo lujo de detalles y colores todo aquello que le hace sentir bien y le da placer.

Afirmación Me siento como pez en el agua, suelto, ágil y encantado de la vida.

Mudra del vigor – Mudra para recuperar el brío

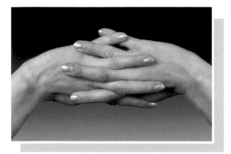

Preparación Frote enérgicamente las palmas de las manos entre sí, a continuación el dorso de la mano izquierda con la mano derecha y, para acabar, el dorso de la mano derecha con la mano izquierda. Al terminar, las manos tienen que estar bien calientes. Mudra Entrecruce los dedos, gire las palmas hacia fuera y levante enérgicamente los brazos por encima de la cabeza. Con la inspiración, extienda los brazos; con la espiración, coloque las manos con las palmas sobre el pecho, si sufre fatiga emocional, y, en caso de agotamiento mental, sobre la parte posterior de la cabeza o con el dorso de las manos sobre la frente. Después deje reposar las manos sobre el pecho, detrás de la cabeza o sobre la frente.

Respiración Respire honda, lenta, rítmica y suavemente. Las pausas tras la inspiración y la espiración son algo prolongadas. Acentúe la inspiración en las 6 primeras respiraciones y siga respirando luego según las indicaciones dadas. Concéntrese en el chakra de la frente.

Efecto Este mudra actúa como un estimulante sin por ello poner nervioso. Además de los puntos de energía que nos dan impulso, activa otros puntos que previenen la depresión y la ansiedad. También favorece la vejiga y las glándulas hormonales, y ayuda en los cambios de humor y en los bajones típicos de la menopausia.

Por la mañana, puede permanecer algunos minutos en la cama con los dedos entrecruzados por detrás de la cabeza o en la frente, hacer planes para el día y empezar entonces la jornada fresco y de buen humor. Una gran parte del día ya nos viene dada por las obligaciones y los horarios laborales. Pero siempre nos queda algo de tiempo libre y podemos pensar en qué nos gustaría ocuparlo. De lo contrario nos sucede lo de siempre: el tiempo se nos va en nimiedades (conversaciones banales por teléfono, programas de televisión aburridos, compras innecesarias, etc.).

Así pues, no se trata de pensar solamente en las obligaciones, sino también de hacer planes para nuestras horas de asueto, que podemos dedicar a algo que de verdad nos llene y nos motive. También es importante darse un premio de vez en cuando.

Si durante el día nos da un bajón, que, según las enseñanzas de los meridianos, suelen darse normalmente hacia las 11, 14, 17 o 19.30 horas, podemos echar mano de los siguientes trucos:

- Abrir la ventana y dejar entrar aire fresco.
- Beber un vaso de agua.
- Comer algo dulce (una dosis muy pequeña es suficiente), quizás algo de fruta o frutos secos.
- Moverse.
- Concederse una pausa con el mudra de relajamiento de la página 110 (3 minutos será suficiente) y pasar entonces al mudra de potencia.

Piénselo: en el fondo, usted puede dar mucho más de sí. Cuenta con recursos que todavía no ha puesto en práctica nunca. ¡El mudra del vigor se puede convertir en su propia receta «isotónica»!

¿Qué nos despierta todavía la ilusión de vivir? No hay que subestimar las ensoñaciones diurnas. Tal como las fantasías negativas nos roban energía y nos dejan «para el arrastre», los buenos recuerdos, las visiones de futuro halagüeñas y las ensoñaciones positivas nos reaniman y nos fortalecen.

Visualización Imagínese un suceso o acontecimiento que le genere entusiasmo y que ponga sus hormonas en danza. Piense en un momento de éxito —en el trabajo, en el deporte, en la vida social—, o ¿qué tal un enamoramiento?

Afirmación Con la cabeza fría, el corazón caliente y el ánimo ligero llevaré este día a buen término.

Mudra del coraje – Mudra contra la timidez nerviosa*

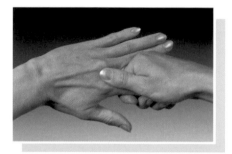

Preparación Rodee la muñeca derecha con la mano izquierda y haga un movimiento giratorio con la mano derecha 7 veces para conseguir un ligero efecto de masaje. A continuación repita lo mismo con la mano izquierda. Al terminar, masajee el dedo índice de cada mano.

Mudra Rodee el índice izquierdo con la mano derecha. La punta del índice descansa sobre la base del anular derecho. Después, rodee el índice derecho con la mano izquierda durante el mismo tiempo. Sitúe las manos a la altura del corazón.

Respiración Respire honda, lenta, rítmica y suavemente. Las pausas tras la inspiración y la espiración son algo prolongadas. Suspire profundamente en las 3 primeras respiraciones y siga respirando luego como se ha indicado.

Efecto En el plano corporal, este mudra influye positivamente en la energía de los riñones y del intestino grueso. En acupresión se estimula la energía cerebral frotando el dedo índice y, en la quiromancia, el índice representa la confianza en uno mismo, la autoexpresión y la realización personal. El índice derecho encarna, además, la perseverancia y el izquierdo la fuerza oculta que nos ayuda a realizarnos.

Detrás de la timidez nerviosa se suele ocultar el miedo al fracaso o a la gente. El nerviosismo refleja una falta de confianza en uno mismo y en los demás. Quien padece esta timidez sufre del miedo a no dar la talla ante sí mismo y los demás.

Practicar el mudra del coraje y respirar más despacio es una parte de lo que podemos hacer para superarla. Pero las siguientes re-

* El así llamado en alemán «Lampenfieber» significa, literalmente, «miedo a los focos», y se refiere al miedo de los actores antes de salir al escenario. (*N. del T.*)

flexiones son igualmente importantes: este miedo, con visos de pánico, aparece cuando nos empeñamos obstinadamente en dar con *una única solución* y pensamos que el mundo se hundirá si no la encontramos. Nos imaginamos convertidos en objeto del ridículo y del desprecio de los demás. Sin embargo, cuando conseguimos reunir la suficiente confianza y decirnos a nosotros mismos: «Lo haré lo mejor que pueda y saldrá bien», entonces todo sale bien.

A veces, no aprobar un examen o no pasar una entrevista de trabajo puede resultar beneficioso. Quién sabe, a lo mejor así nos hemos librado de unos estudios o un empleo que no nos convenían y que, a la larga, nos habrían hecho desgraciados. Los jóvenes, por ejemplo, hacen muchas cosas simplemente por satisfacer a sus padres, sin pensárselo mucho. Así se inicia a menudo un largo camino de años de sinsabores e insatisfacción, cuando la actividad elegida no responde a las propias inclinaciones y aptitudes. Por eso, un presunto fracaso o infortunio, vistos bajo otra luz, pueden significar un punto de inflexión en la vida, un cambio de rumbo necesario para retornar al camino que verdaderamente nos corresponde. Esto conlleva descubrir cuál es la tarea que cada uno tiene que llegar a dominar, en interés propio y del mundo entero.

La siguiente imagen nos puede ayudar a no obcecarnos con el desafío que nos espera, a calmar el nerviosismo y a crear nuevas relaciones.

Visualización *Usted se ve comiendo en un hermoso restaurante dentro de un año (o cinco o diez). Junto con otra u otras personas bondadosas y simpáticas, celebra un banquete en su honor. Imagine su cara de contento y como les cuenta historias sobre sus momentos felices y sus éxitos. Sus invitados se alegran por usted y le vitorean.*

Afirmación *Quiero descubrir los tesoros ocultos de mi vida y saborearlos al máximo.*

Mudra del ego – Mudra para quererse a uno mismo

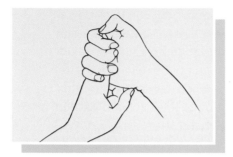

Preparación Cierre el puño de la mano izquierda. Extienda el índice hacia arriba, rodéelo con los dedos de la mano derecha y masajéelo.

Mudra Siga rodeando el índice izquierdo, toque su punta con la del pulgar derecho y levante las manos hasta el chakra del corazón.

Respiración Respire honda, lenta, rítmica y suavemente. Las pausas tras la inspiración y la espiración son algo prolongadas. Lleve su conciencia al chakra del corazón.

Efecto Este mudra estimula la energía de los órganos sexuales, del intestino grueso y del bazo, que es además muy importante para el sistema inmunológico. En el plano anímico-mental, es beneficioso en casos de hipocondría.

Cuando todo va bien, es fácil quererse a uno mismo, cuando el cuerpo responde sin problemas, cuando tenemos éxito y estamos, en consecuencia, de buen humor. ¿Qué sucede, en cambio, si el cuerpo se pone en huelga? Precisamente en «el día más importante» nos da la gripe o unos retortijones de estómago, reaccionamos mal, nos culpamos por ello, hablamos demasiado o demasiado poco, dejamos que nos tomen el pelo, nos cargamos de excesiva responsabilidad, nos descuidamos a nosotros mismos, etc. ¿A dónde se fue entonces nuestro amor propio? ¿Podemos seguir siendo fieles a nosotros mismos, reconfortarnos y animarnos? ¿Si no lo hacemos nosotros, quién lo hará?

Cuantas veces oímos a personas que se insultan a sí mismas o incluso se castigan, aunque eso no mejore las cosas: ¿a quién le sirve de algo? De hecho, no importa lo que hayamos hecho mal, sólo hay una cosa que sirve de ayuda: hacer acopio de fuerzas (física, mental y emocionalmente) y salvar lo que se pueda. O empezar de nuevo desde cero y hacerlo mejor esta vez. También puede suceder que tengamos que tragarnos nuestro orgullo y retractarnos de algo, pedir perdón o reconocer nuestra incapacidad. Con ello no nos estamos haciendo más pequeños, sino que mostramos nuestra grandeza y fuerza interiores, y eso puede causar muy buena impresión y ayudar a enderezar lo que se haya torcido.

Es sumamente importante que siempre nos tratemos con cariño, con el máximo respeto y que seamos bondadosos y comprensivos con nosotros mismos. No importa de dónde procedamos, cómo nos hayamos comportado en el pasado, qué rasgos de carácter molestos poseamos: nos merecemos todo nuestro respeto y afecto. La vergüenza, el desprecio por uno mismo y los sentimientos de culpa son como inmensos lastres en los pies, como flechas envenenadas en el corazón y oscuras humaredas en la cabeza. Con ellos no podemos avanzar un solo paso por la vida. Le animo a echar por la borda todos esos pensamientos y sentimientos, *inmediatamente y si hace falta, una y otra vez*. Empiece de nuevo, *aquí y ahora*. Usted sabe cómo hacerlo mejor. Pero si a pesar de ello volvemos a caer en los viejos patrones, ¿qué hacer entonces? Justamente: empezar de nuevo, una y otra vez. Ya lo verá, llegará el día en que muchas cosas le resultarán más fáciles.

Trátese con cariño, tenga paciencia consigo mismo y quiérase de todo corazón. Póngase de su parte, como una madre y un padre bondadosos se ponen de parte de los hijos, y como se pone de su lado, en todos los casos, la divinidad. Dese ánimos siempre que lo requiera, así como, de vez en cuando, una alegría: prémiese con flores, libros, música, cosas bonitas o golosinas.

Este mudra podría ser el más importante de todos para usted. Practíquelo hasta que sienta que esta actitud amorosa y compasiva ha arraigado en usted. No se trata de convertirse en un malcriado, sino de que se exija lo mejor de sí mismo en una medida razonable, por un lado y, por el otro, se conceda y se permita disfrutar de lo que es bueno y apropiado para usted. Descubrir en qué consiste lo bueno y apropiado no es siempre tarea fácil, pues las necesidades van cambiando con los años. Pero, ¡seguro que merece la pena!

Quererse y aprobarse verdaderamente conlleva una magia muy especial, ya que todo lo que nos ofrecemos a nosotros mismos nos lo ofrecen también nuestros semejantes. *Procure, por lo tanto, que su diálogo interior sea lo más amoroso y comprensivo posible.* Los demás le tratarán como usted se trate a sí mismo; por consiguiente, no espere nunca de nadie algo que usted mismo no pueda darse. Cambiar y reorientar la actitud y el diálogo interiores es un proceso que puede durar fácilmente varias semanas o meses; tenga, pues, paciencia. Su entorno le irá reflejando claramente sus progresos.

No intente convencerse de que es egoísta. Los egoístas son, en el fondo, personas que se detestan a sí mismas. Al no poder aceptarse y quererse tal como son, buscan compensaciones en el plano material o exigen que los demás les llenen esta carencia de amor.

Las personas con una autoestima sana son personalidades fuertes que brindan un apoyo auténtico a la sociedad. Unos pocos poseen esta fuerza de nacimiento, otros muchos tenemos que ejercitarla toda la vida. Pero eso tampoco es tan terrible, ¿no le parece? Incluso podría ser divertido.

Visualización *Imagínese que sostiene en la mano algo muy precioso, valioso, un poco frágil o quebradizo (una flor, un animalillo, un cristal). Es una obra del Creador. Usted la admira, la arrulla y habla con ella. Ahora cambia de forma y se convierte en una esfera de luz, un símbolo de su yo más interno. Usted prosigue con su diálogo y, después, permanece unos minutos más en silenciosa y amorosa admiración.*

Afirmación *Soy una criatura de la divinidad que manifiesta su amor, belleza y plenitud a través de mí. Yo me quiero.*

Mudra de la nuca – Mudra contra la ira y el enfado

Preparación Coloque los dedos medios a derecha e izquierda de la articulación de la mandíbula y desplace la mandíbula inferior hacia delante y hacia atrás. A continuación, castañee suavemente con los dientes. Coloque después la mano derecha en el lado izquierdo de la nuca y presione ligeramente con los dedos. Lleve

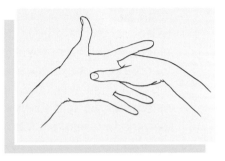

entonces la barbilla hacia el pecho, extendiendo la nuca, y recorra 8 veces la nuca con la mano, de izquierda a derecha. Para terminar, repita lo mismo 8 veces con la otra mano, de derecha a izquierda.

Mudra Masajee los dos dedos medios y sostenga después el dedo medio de la mano izquierda con la mano derecha. El pulgar derecho reposa sobre el centro de la palma izquierda. Tras 10 o 20 movimientos respiratorios, cambie de mano y sostenga el dedo medio contrario durante el mismo tiempo.

Respiración Respire honda, lenta, rítmica y suavemente. Las pausas tras la inspiración y la espiración son algo prolongadas. Al inspirar, toque el paladar superior con la punta de la lengua y, al espirar, deje descansar la lengua de nuevo.

Efecto Este mudra produce su efecto en varios planos diferentes. En la cabeza, la nuca y el cuello elimina tensiones, y ante accesos de ira o irritabilidad tiene un efecto calmante. Activa también todos los meridianos que recorren el cuello y la nuca.

La causa de jaquecas, de problemas de oídos o de ojos, o de la arterioesclerosis puede encontrarse en la nuca. La breve relajación de mandíbula y el masaje de nuca descritos al principio se pueden llevar a cabo fácilmente por la mañana o por la noche en la cama, e incluso en la oficina durante el día; al hacerlo, se sentirá inmediatamente mejor y más despejado. Los meridianos que recorren la nuca influyen en la actividad del cerebro, por lo que nuestros pensamientos y sentimientos se benefician también con este ejercicio.

La ira y el enfado forman parte de nuestra vida, en la que aparecen con mucha o poca frecuencia, en forma de estallidos vehementes o de una manera más contenida pero no por ello menos demoledora. Para aprender a manejarla bien, seguramente tendremos que entrenarnos toda la vida. Lo que sí es seguro es que reprimir o esconder esos tormentosos sentimientos nos hace enfermar. Pero por otro lado, también es seguro que si les damos rienda suelta, nuestra salud se ve gravemente perjudicada y casi siempre aparecemos a los ojos de los demás como unos perdedores.

Es importante saber que nos ponemos agresivos más rápidamente cuando la concentración de adrenalina en la sangre es más alta. Cada estallido de furia provoca una nueva secreción de adrenalina, con lo que nos encontramos en un círculo vicioso que hay que romper. El estrés y las prisas —andar siempre corriendo para llegar tarde igualmente a todos lados— favorecen la producción de adrenalina. Se presume que el consumo de carne, la comida muy pesada y el estreñimiento también provocan agresividad. Yo misma era antes bastante iracunda —una antigua «herencia de familia»—, pero pude librarme de mi irascibilidad con los oportunos cambios de comportamiento.

Si a pesar de todo sigue apareciendo la rabia, las siguientes propuestas le resultarán de ayuda:

- Golpear enérgicamente un almohadón con los puños.
- Darse una ducha alternando agua caliente y fría.
- Practicar el deporte (por ejemplo, kárate, judo, boxeo, correr, nadar, hacer pesas).
- Dar un largo paseo pisando fuerte.
- Salir a tomar algo; lo ideal sería un local que se encontrara a unos 20 minutos andando desde donde esté usted.
- Cantar, que nunca viene mal.
- Aplicarse a una tarea que exija algo de fuerza.
- Trabajar en el jardín o en el huerto; eso es lo mejor.
- O, ¿qué me dice de bailar, tocar la batería o cualquier otro instrumento musical?
- Como primera medida, respire varias veces profundamente.

Ya ve, pues, que los sentimientos negativos como la ira, la rabia o el enfado pueden aparecer también para algo bueno. Nos pueden motivar a emprender alguna cosa que nos proporcione alegría.

Por supuesto, también es necesario estudiar detenidamente las causas de la ira y el enfado y reducirlas en la medida de lo posible. Siempre existe una manera y una solución. A veces resulta necesario tener una conversación, otras hay que volver a organizar algunos aspectos de la vida. Los problemas de nuca guardan mucha relación con la obstinación y la tozudez. A lo mejor lo que nos conviene es moderarnos, aprender a tomar distancia de las cosas, buscar otras soluciones o adaptar el programa que teníamos a los nuevos acontecimientos.

La ira y el enfado aparecen con intensidad cuando los demás no cumplen su palabra o sus promesas. Es mejor apartarse de tales personas y darles a entender claramente (aunque sin gritar) que usted no se deja torear de esa manera.

Como remedio de urgencia contra la ira o el enfado, utilice la siguiente imagen:

Visualización Imagínese que toma una ducha helada o que se lanza al agua fría desde un trampolín y nada con todas sus fuerzas.

Afirmación Me sacudo como un caniche mojado y me vuelvo a sentir despejado y totalmente pacificado.

Mudra de la inspiración – Mudra de la armonía interior

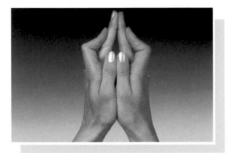

Mudra Entrecruce los meñiques y los anulares de las dos manos. Una los dedos medios y los pulgares, y apoye los índices ligeramente doblados contra el dedo medio respectivo. Las manos se sitúan a la altura del pecho o de la frente, según desee conseguir más armonía en el plano mental (frente) o en el emocional (corazón).

Respiración Respire honda, lenta, rítmica y suavemente. Las pausas tras la inspiración y la espiración son algo prolongadas. Concéntrese en el centro de la frente.

Efecto Este mudra ahonda la respiración y favorece toda la zona del corazón y de la cabeza. El dedo medio, que se energiza con este mudra, representa la armonía interior, la ecuanimidad, el orden, la buena mesura y la fuerza para actuar. Un dedo medio vigoroso contribuye a que nos sintamos interiormente centrados y en armonía. Confiere fuerza a nuestras acciones y reacciones, a todo nuestro hacer.

Muchas personas se sienten fracasadas cuando advierten que les cuesta mantener la armonía interior, y desarrollan entonces una necesidad insaciable de armonía. Pero con ello no andan del todo acertados, puesto que una vida sin tensiones resultaría tan sosa y monótona como una sopa sin sal o un mar sin olas. Necesitamos la polaridad y no se trata de buscar la armonía siempre, en todo lugar y a cualquier precio. Es más saludable, naturalmente, esforzarnos por encontrar nuestro justo medio. Sin embargo, hay que estar dispuestos a aceptar como algo natural perderlo una y otra vez, o que nos «lo hagan perder».

Necesitamos ambos polos —estar centrados y en armonía tanto como perder el justo medio—, para poder acercarnos a nuestros propios límites y conocerlos. Si no nos sometemos voluntariamente a esta ley, el universo nos puede «catapultar» fuera de nuestro centro, que es precisamente lo que deseamos evitar. Pero si conseguimos recuperar el centro una y otra vez, cada ida y venida nos lleva a un plano un poco más alto, como si nos columpiara hacia arriba.

La ira y el enfado nos pueden sacar de nuestras casillas. Para evitarlo podemos utilizar el mudra de la nuca que aparece en la página 119. Pero también podemos perder el centro y la armonía, más conocidos como concentración, de un modo puramente mental. Las imágenes como la que le presento a continuación tienen un efecto armonizador, creando en primer lugar un «vacío». A partir de ellas se puede desarrollar una nueva armonía y aparecer una multitud de pensamientos y sentimientos positivos y creativos.

Ito Joyoatmojo, el dibujante que ha realizado las ilustraciones de este libro, me decía recientemente: «Cuando ya no sé dónde tengo la cabeza, me compro un billete de tren para un trayecto que dure al menos tres horas. Cuando regreso me vuelvo a sentir bien.» Lo que él descubrió intuitivamente como remedio contra el estrés y la dispersión —un viaje en tren— yo lo aprendí como ejercicio de entrenamiento mental. Por un lado, sirve de gran ayuda para desconectar y vaciarse y, por otro, para volver a encontrar el propio centro y potenciar la intuición y la inspiración.

Visualización Imagínese que va en un tren. Usted lo conduce. Están viajando por un paisaje monótono y usted está muy atento a las vías y postes que se acercan por los dos lados del trayecto. Al cabo de un rato, imagine que viaja por las montañas y a través de un valle. Ahora concéntrese en un lugar en el que llegan a encontrarse las vías.

Afirmación Reposo en mi centro, actúo desde mi centro y creo nueva inspiración y fuerza desde mi centro.

Mudra de la risa –
Mudra para resolver problemas difíciles

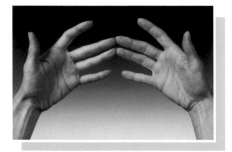

Preparación Masajee con el pulgar derecho las yemas del dedo medio y anular de la mano derecha y, al mismo tiempo, con el pulgar izquierdo, las yemas del medio y anular izquierdos.

Mudra Una las yemas de los dedos medios y de los anulares de ambas manos y apoye las palmas de las manos sobre el vientre. Levante entonces las comisuras de los labios y, con cada espiración, diga o cante: Ja, ja, ja... en un tono agudo, medio y grave. A lo mejor le entra la risa, ¡fantástico! Aunque no se ría, también le sirve.

Efecto Los médicos, los inmunólogos y los psicólogos han descubierto que reírse es, efectivamente, muy saludable. Actualmente saben, tal como publica la revista *Esotera* en su número 5/2000, «que reírse tiene un efecto positivo sobre el sistema inmunológico, que activa la capacidad autocurativa, reduce el estrés, estimula la circulación y la digestión, normaliza la presión arterial alta y puede mitigar el dolor. En el plano mental y emocional, elimina tensiones e inhibiciones, permite tomar distancia ante los problemas, ofrece alivio y consuelo, estimula el potencial creativo, fomenta una actitud abierta ante circunstancias aparentemente irreversibles y resquebraja patrones de comportamiento muy incrustados». Además de todo esto, la risa parece tener también un efecto sobre la producción de hormonas: por lo visto, al reírnos segregamos una mayor cantidad de endorfinas (la hormona de la felicidad), que contribuyen a paliar las depresiones, los estados de angustia y el dolor.

Así pues, ¿le he convencido de que reírse es realmente muy sano? En el futuro, vaya a la caza de chistes ocurrentes, buenas comedias, libros de humor y películas divertidas: ¡su salud se lo agradecerá!

Yo estoy convencida de que toda persona tiene un cachito de humor. Sáquelo pues a relucir cada vez que tenga ocasión. Porque un día sin una risa es…, en fin, ¿cómo va a ser?

Probé el mudra de la risa por primera vez mientras me encontraba en una situación bastante comprometida. Se trataba de una discusión con todo un grupo ante el que yo estaba sola. Por aquel entonces estaba leyendo el libro *NLP Welten* [Mundos de la PNL] de Susanne Haag, una lectura muy recomendable. El libro proponía un ejercicio que, a primera vista, me pareció un disparate. Sin embargo, decidí probarlo y se produjo un auténtico milagro, no sólo para mí, sino para todos los participantes. Me encuentro pocas veces en situaciones difíciles, pero cuando se producen recurro sin pensármelo dos veces a este ejercicio.

El ejercicio se practica por primera vez algunos días antes de que tenga lugar esa situación «seria», y después se repite dos o tres veces.

Visualización Imagínese que está con un amigo, una amiga o incluso una persona inventada. Esta persona cree en usted, sólo desea su bien e iría hasta el fin del mundo por usted. Háblele sobre aquello que le preocupa y oprime. Su persona amiga escucha pacientemente, se queda callada y meditabunda y, al cabo de unos instantes, empieza a reírse suavemente. Después se ríe cada vez más fuerte, hasta que se dobla de risa, con grandes y sonoras carcajadas que le salen del alma.

Me costaba creerlo pero, al final, las comisuras de mis labios empezaron a levantarse también, y me eché a reír. Después de esto, cada vez que pensaba en ese problema no podía evitar sonreírme automáticamente. Cuando por fin llegó el momento de tener la conversación en cuestión ya no me lo podía tomar tan en serio, y este desenfado se contagió también a todos mis interlocutores.

Para terminar, una pequeña sugerencia respecto al trato con los demás: cuando tenga que pedir algo desagradable a otras personas, intente hacerlo de entrada con humor. En caso de que no funcione, siempre está a tiempo de ponerse muy serio. Pero ya lo comprobará: ¡la versión humorística funciona siempre!

Mudra del sol – Mudra contra el abatimiento

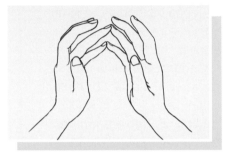

Preparación Para empezar, extienda los brazos al frente y frote las manos contra el dorso de las muñecas para estimular la circulación. Después frote las muñecas entre sí por debajo de los pulgares; así estimula la energía del sistema endocrino. El frote produce una agradable sensación de calor. A continuación, masajee con el pulgar derecho el monte de Apolo izquierdo, en la raíz del dedo anular, durante algunos segundos. Después masajee con el pulgar izquierdo el monte de Apolo derecho.

Mudra En cada mano, apoye el pulgar sobre el monte de Apolo y una las yemas del anular y el meñique. Los otros dedos están ligeramente doblados.

Respiración Respire honda, lenta, rítmica y suavemente. Las pausas tras la inspiración y la espiración son algo prolongadas. Concéntrese en el centro de la frente.

Efecto El mudra del sol (incluido el masaje) ayuda a superar los estados de abatimiento y activa la circulación sanguínea y el sistema endocrino.

Tristeza, fatiga, irritabilidad, confusión, soledad, aburrimiento, autocompasión: todos estos sentimientos son la expresión de un estado de abatimiento. No son provocados principalmente por causas externas, aunque a menudo lo parezca, sino que proceden del interior y se vuelven contra la propia persona: ésta se siente cansada, frustrada y triste, se desvaloriza a sí misma y la vida se le antoja inútil, sin sentido y sin esperanza, como si pasara por su lado sin tocarla. Se rechaza a sí misma, se siente culpable, no se conforma consigo misma ni con los demás y desconfía de sus propios juicios, ideas y opiniones.

En mi antiguo trabajo en el ámbito de los servicios sociales, conocí a muchas personas que habían conocido un trágico destino (enfermedades graves, relaciones crueles, pobreza); tenían motivos más que suficientes para sentirse abatidos pero, sin embargo, mantenían toda su entereza. Otras personas, en cambio, que disponían de un cierto orden en su entorno y de dinero más que suficiente, sufrían depresiones. Esto nos indica claramente que las causas se deben buscar más bien en el interior.

Para todo ello podemos encontrar un denominador común, tal como la investigación neurológica viene demostrando desde hace unos años: durante una depresión, el cerebro no dispone de suficientes sustancias reanimadoras (endorfinas, dopamina, etc.) y esto provoca pensamientos, sentimientos y estados de ánimo negativos. Los resultados de dicha investigación pueden sorprendernos y amedrentarnos un poco de entrada, pues normalmente creemos que nosotros producimos nuestros pensamientos de un modo consciente. ¿Quién querría verse como una «máquina de pensar», que según el grifo que se abra en cada momento funcionará mejor o peor y producirá, por consiguiente, mejores o peores pensamientos?

Esto nos plantea entonces una pregunta: ¿cómo podemos fomentar la producción de la hormona de la felicidad? Durante los últimos años se ha observado que *las radiaciones solares, el oxígeno y el agua* desempeñan un papel muy importante *en la producción de hormonas de la felicidad en nuestro cerebro*. Por eso es fundamental que pase un rato al aire libre cada día, haga el tiempo que haga (las radiaciones solares atraviesan las nubes). Haga la prueba y experimentará un pequeño milagro.

Yo me lo conozco desde hace tiempo: cuando uno tiene un «bajón», querría arrastrarse hasta el rincón más oscuro y entregarse ahí a su tristeza y agotamiento. Si usted se encuentra en una situación parecida y no puede reunir las fuerzas necesarias para salir de casa, procure al menos practicar el mudra delante de una ventana *abierta*, porque las radiaciones solares no pueden atravesar el cristal. Si hace frío, abríguese bien con mantas. Pero más tarde, en cuanto se sienta con más fuerza, ¡no hay nada como salir a tomar el fresco!

Querría animarle a probar las siguientes sugerencias. Con todo mi afecto, me gustaría zarandearle un poco y decirle: «Por favor, ¡no baje la cabeza cuando esté con el agua hasta el cuello!» Créame, sé muy bien cómo son los bajones, pues me viene de familia. Desde hace años, lo que más me sirve son los siguientes trucos:

- Preste atención a respirar profundamente.
- No deje que su vivienda se caliente demasiado y manténgala siempre bien aireada.
- Salga a caminar cada día a buen paso; 30 minutos son suficientes, por ejemplo 15 minutos para ir al trabajo y otros tantos para volver. Puede ir practicando el mudra del jogging de la página 54. Adecue el paso a la respiración y mantenga un ritmo regular.
- Tome un rato el sol, ya sea en la terraza o delante de una ventana abierta.
- Beba de 1,5 a 2 litros de líquido al día.

Cuando haya empezado a salir del pozo más hondo y se sienta un poco mejor, seguro que las siguientes propuestas le ayudarán a mantener ese estado.

- Haga deporte.
- Apúntese a clases de yoga.
- Salga a bailar o baile sólo en casa (si le vienen ganas de llorar, no se reprima. Llorar es bueno). Actualmente se ofrecen clases de danza para todas la edades, o sea que, nada de excusas, por favor.
- ¿Qué me dice de cantar?
- También podría pasarse una noche entera de fiesta, o leyendo (¿qué tal una buena novela de amor?). La privación ocasional del sueño es recomendada incluso por los médicos como remedio contra la depresión.
- Las duchas o baños de agua fría también sirven de ayuda. Si no soporta el agua fría, báñese o dúchese con agua tibia, es mejor que nada.
- El chocolate puede ser a veces bueno para el alma. Con 10 o 20 gramos es suficiente. O recurra a los hidratos de carbono; mejor si son productos integrales, que suelen ser de buena calidad.

- Coma tanta fruta y verdura como pueda.
- También los aromas tienen su buen efecto: bergamota, naranja, melisa, salvia, romero, lavanda, vainilla, cedro, etc.
- Cuide el contacto con otras personas que le hagan bien.
- Procure dormir lo suficiente.

La siguiente imagen ayuda a levantar el ánimo, entre otros motivos, por sus colores claros y luminosos. Y recuerde: el sol (un símbolo de la divinidad) brilla y nos puede hacer felices a todos: sólo necesita volverse y abrirse a él. Ninguna flor es demasiado pequeña para no merecer el amor del sol.

Visualización Usted pasea en verano por un prado cubierto de flores y se encuentra con una figura de luz. Es el dios Sol. Su cabello despide rayos dorados y sus vestiduras están iluminadas por colores claros y vibrantes. La expresión de su rostro es amable, bondadosa y llena de afecto. Esta figura le acepta, le valora y le quiere tal como es usted. Es como si pudiera sacar a la luz todas sus virtudes, todo lo que hay en usted de luminoso y solar. Cuéntele todo aquello que le angustia y entristece. Y entonces, déjese consolar, animar y alentar por este dios Sol.

Afirmación El sol despierta mi luz interior y me devuelve la ilusión y la alegría.

Mudra de la claridad – Mudra del discernimiento

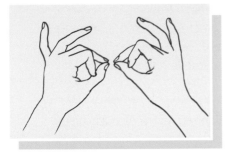

Preparación Para empezar, agite las manos como si quisiera sacudirse unas gotas de agua. Después frote las yemas de cada mano entre sí, como si estuviera desmenuzando algo con los dedos.

Mudra Apoye la uña del índice de cada mano sobre la falange superior del pulgar y una el pulgar con el dedo medio. Los otros dedos están ligeramente doblados. La mirada se fija al principio en un punto concreto; tras seis movimientos respiratorios, cierre los ojos. Sitúe las manos delante del chakra de la frente.

Respiración Respire honda, lenta, rítmica y suavemente. Las pausas tras la inspiración y la espiración son algo prolongadas. Concéntrese en el centro de la frente.

Efecto Este mudra activa y estabiliza el sistema nervioso vegetativo y calma la mente. Un flujo sosegado de pensamientos aporta claridad interior y acalla la dispersión y la confusión.

El estrés, las frustraciones y el exceso de obligaciones son bien conocidos de todos en nuestra sociedad apresurada, exigente, orientada al éxito y adicta al perfeccionismo. No es ninguna vergüenza tener que admitir que «ya me ha vuelto a pillar». Al contrario, reconocer que así es como nos encontramos es el primer paso para poder «pillarlo» nosotros y cambiar el rumbo que llevamos.

Muchas personas que sufren estrés tienden a ocuparse de obligaciones de los demás que no les corresponden en absoluto, simplemente porque no se lo han pensado bien. O porque no saben decir que no, pues tienen miedo de que... ¿De qué, en realidad? Es algo que merece la pena plantearse alguna vez.

Con el mudra de la claridad también podemos ir más allá de la superficie de las cosas o de las personas y tocar fondo. Encontramos la causa, la sacamos a la luz y podemos ocuparnos de ella. Nuestra comprensión se vuelve más aguda y nos familiarizamos con lo desconocido; perdemos así el miedo y podemos llegar a ver lo que *verdaderamente* hay en una persona o en un asunto o situación.

A veces, sin embargo, no nos atrevemos a examinar detenidamente un problema porque tememos que resulte aún más alarmante, pero la verdad es que sucede *justo lo contrario*.

Tal vez este mudra le despierte la sed de aventuras. De ser así, no le costará encontrar nuevos desafíos que, a buen seguro, le depararán más de un cosquilleo en el estómago.

Con la siguiente «observación de los pensamientos» podrá ganar claridad sobre lo que le exige un desafío y qué le puede aportar si lo persigue. Tal vez lo deje caer cual hierro al rojo. Pero también puede desarrollar refinadas estrategias para superarlo. En resumidas cuentas, me gustaría animarle a que se desprenda de todo lo superfluo y pesado y que dedique mucho tiempo y espacio en su vida a todo aquello que le motive y satisfaga. Lo importante es saber calmar el pensamiento y poder decidir con precisión si algo es importante o trivial. Así podrá echar por la borda gran parte de lo que le provoca estrés. Así podrá ver y organizar sus ocupaciones y obligaciones desde un prisma muy diferente. La vida esconde un sinfín de posibilidades. Sólo hay que saber verlas y aprovecharlas.

Visualización Tras inspirar y espirar 12 veces fijándose en la respiración, lleve ahora la atención a los pensamientos que le aparezcan. Formule en palabras cada pensamiento que le surja y repita la frase correspondiente de 1 a 3 veces en voz alta o por lo bajo. Asígnele una categoría: útil o inútil, importante o trivial. Si vuelve a divagar, no se preocupe: vuelva simplemente a la observación de los pensamientos. Asegúrese de tomarse descansos, permaneciendo en silencio y con la atención puesta en la respiración durante un rato.

Afirmación Las riendas de mi vida las llevo yo con ilusión y entusiasmo.

Mudra de protección – Mudra contra el acoso laboral

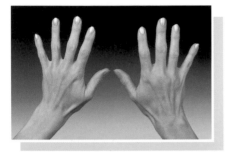

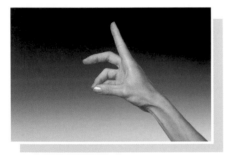

Preparación Frótese las manos hasta que note las palmas calientes. Sitúe entonces las manos por delante del pecho, con las palmas mirando al frente (ver figura). Durante los primeros 12 movimientos respiratorios, extienda las manos hacia delante con la espiración y tráigalas de vuelta con la inspiración, como si quisiera alejar algo de sí, suave pero firmemente, y no permitir que se le acerque.

Mudra Ahora forme el mudra con la mano *derecha*. El pulgar se une a las puntas del anular y meñique. El dedo medio y el índice se separan ligeramente uno del otro, con el índice extendido y el medio algo doblado (ver figura). Lleve la mano a la altura del pecho, con la palma dirigida hacia delante y el índice señalando hacia arriba o inclinado hacia delante. La mano izquierda se apoya sobre el corazón.

Respiración Respire honda, lenta, rítmica y suavemente. Las pausas tras la inspiración y la espiración son algo prolongadas. Note la respiración en el pecho y el abdomen.

Efecto Este mudra le ayudará en caso de tener problemas en su lugar de trabajo.

Cuando alguien me pide un mudra protector, siempre me surgen sentimientos muy encontrados, ya que si una persona quiere protegerse de algo, es que también quiere esconderse de ello. Pero «cerrar la puerta» no es la solución. Es mejor enfrentarse a las personas y a los problemas con decisión y audacia, y buscar soluciones.

En los últimos años he oído muchas historias de acoso laboral y, lamentablemente, me he percatado de que son muchas las personas que se encuentran a menudo en situaciones de este tipo. Los afectados eran todos personas amables, competentes y eficaces en su trabajo. Sin embargo, no gustaban de tomar parte en las «chácharas» que se suelen producir entre los empleados durante las horas de trabajo y parecían perfectas en todo lo que hacían, incluso superiores a los demás. Entiéndame bien: no afirmo que lo *fueran*, sino que lo *parecían*. Al conocerlas mejor, se revelaban como personas de buen corazón y muy solícitas. Pero en el trabajo eran perfectas, eficaces, más bien inaccesibles y algo temerosas.

Si usted se enfrenta a un problema de *mobbing*, le recomiendo que se haga algunas preguntas respecto a su propia conducta:

- ¿Qué impresión les produzco a mis compañeros y compañeras de trabajo?
- ¿Cuándo fue la última vez que me senté a charlar tranquilamente con ellos?
- ¿He hecho algún cumplido simpático o le he dado ánimos a alguien últimamente?
- ¿Estoy dispuesto a ayudar y tengo paciencia con los demás?
- ¿Cuándo reconocí por última vez un fallo mío?

Debo añadir que también he oído historias de acoso laboral en las que un contacto demasiado rápido e intenso dio lugar a problemas. También aquí se trata de encontrar el justo medio.

Visualización Repase mentalmente su comportamiento y hágase las preguntas siguientes: ¿Cómo me acerco a los demás y cómo los trato? ¿Cómo me gustaría que me trataran ellos?¿Cómo puedo darles ánimos y alegrías y aceptar el afecto que me brindan? Para terminar, imagine que usted y sus colegas disfrutan de un buen ambiente en el trabajo.

Afirmación Estoy contento y satisfecho en mi lugar de trabajo y a todos les caigo bien.

Mudra del tamborileo – Mudra contra el nerviosismo

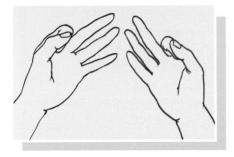

Preparación Apoye relajadamente las palmas de las manos sobre una mesa. Con la inspiración, levante un poco todos los dedos y déjelos bajar de nuevo con la espiración, que es profunda y lenta. Concéntrese en las yemas de los dedos e imagínese cómo expulsa hacia la mesa la energía nerviosa que le sobra a través de los dedos. Repita este movimiento de 12 a 30 veces.

Mudra Con las dos manos, apoye el índice con la punta hacia dentro sobre la falange superior del pulgar, de manera que la yema del pulgar descanse sobre la uña del índice. Las manos reposan sobre los muslos, con las palmas hacia abajo.

Respiración Respire honda, lenta, rítmica y suavemente. Las pausas tras la inspiración y la espiración son algo prolongadas y la espiración es profunda. La modalidad de respiración para el equilibrio descrita en la página 38 también tiene un efecto muy tranquilizador. Note la respiración en el pecho y el abdomen.

Efecto Con este mudra podrá eliminar los excedentes de energía. Le ayudará a calmarse cuando se encuentre en estados de nerviosismo.

Puede practicar el mudra del tamborileo una vez durante el día o por la noche, ya acostado. Si está en la cama (se puede practicar también de lado), apoye las yemas de los dedos en la pared, la cabecera de la cama o en cualquier otra superficie fresca que tenga a mano, para realizar la parte dinámica. Para la parte estática, deje reposar relajadamente las yemas del dedo medio, anular y meñique sobre el cubrecama o colchón.

No es casualidad que cuando estamos nerviosos nos pongamos a tamborilear con los dedos. Este movimiento ayuda a eliminar la energía estancada, lo cual resulta muy saludable. El hecho de que esto a veces ponga nerviosos a los demás es harina de otro costal.

El nerviosismo nos roba mucha energía que tiene que sustraerse entonces de determinados sistemas de funcionamiento (sistema inmunológico, digestivo, respiratorio, endocrino, así como del circulatorio). Quizás ésta sea la causa profunda de las enfermedades de la vida moderna y de otros muchos trastornos que nos afectan. Hacemos una distinción entre el nerviosismo agudo, provocado por un aumento repentino de obligaciones y falta de tiempo, y el nerviosismo crónico, que a menudo se esconde también tras el insomnio. Escoja dos o tres de las siguientes propuestas, las que más le apetezcan:

* Mucho aire fresco.
* Beber mucho y comer ligero y con regularidad.
* Andar o correr (al menos 30 minutos al día).
* Duchas y baños alternando agua fría y caliente.
* Nadar con regularidad.
* Bailar y cantar.
* Yoga y meditación.
* Masajes con aceites esenciales (salvia, rosa, bergamota).

Otro buen remedio es jugar con algo entre las manos, un bolígrafo o unas bolas de Qi-Gong. Además es bueno «liberar algo de presión», hasta que se sienta cansado (ya sea brincando, saltando a la comba , etc.) antes de disponerse a descansar. La siguiente imagen responde también a este procedimiento:

Visualización Imagínese que se encuentra sobre un escollo en el mar durante una tormenta. El agua, el viento, todo está agitado, tal como usted en su interior. Poco a poco, la tormenta se va calmando, las olas se hacen más pequeñas y el viento le acaricia la piel con suavidad. A su alrededor, todo es placidez. Su cuerpo también está cada vez más tranquilo, su respiración es sosegada, la calma se adueña de su mente y en su alma reina la paz.

Afirmación Me zambullo en la paz y la tranquilidad.

Mudra contra el pánico –
Mudra para la estabilidad interior

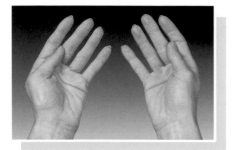

Preparación Para empezar, frote los lados de ambos dedos medios.

Mudra Con las dos manos, apoye el pulgar sobre la falange inferior del dedo medio. Las manos descansan distendidas sobre los muslos con las palmas hacia arriba.

Respiración Respire honda, lenta, rítmica y suavemente. Las pausas tras la inspiración y la espiración son algo prolongadas. Acentúe la espiración durante los doce primeros movimientos respiratorios. Note la respiración en el pecho y el abdomen.

Efecto Este mudra favorece la función del páncreas, del bazo y del estómago. Tonifica el sistema inmunológico y reduce el estrés.

Hace poco recibí una mala noticia que me provocó un gran trastorno. La conmoción me llegó a producir náuseas y pude sentir cómo se extendía el pánico por mi interior. En seguida me puse a patear el suelo, para quemar el exceso de energía nerviosa que produce el pánico. En el talón se encuentra un punto importante, que funciona como válvula de escape, y que se activa al patalear. Después practiqué este mudra, estando atenta a respirar profundamente, y recuperé la calma; me sentía serena y podía volver a pensar con claridad.

A lo mejor también le ayuda a usted recordar, de vez en cuando, que cada problema alberga su propia solución, toda pérdida una ganancia, cada pregunta una respuesta y cada final un nuevo comienzo.

Si es propenso a los ataques de pánico, es recomendable que se asegure una cierta dosis de ejercicio en su vida. Los deportes de cualquier clase o los paseos a paso ligero activan la secreción de hormonas en el cerebro, tienen un efecto tranquilizador y contribuyen a la estabilidad y la fortaleza interiores. También el yoga u otras técnicas de relajación tienen un efecto positivo y profiláctico muy duradero.

Si le asalta un ataque de pánico en público recurra como medida de urgencia a respirar hondo. Procure fijar la vista en un punto estable y agarre con fuerza algún objeto en las manos.

La siguiente imagen se puede considerar también una plegaria. Si usted se encomienda siempre a la custodia de la divinidad, no le puede suceder nada malo. Procure desarrollar esta confianza cuando las cosas anden bien y así podrá recurrir a ella cuando se presente una emergencia.

Visualización Durante los primeros movimientos respiratorios, visualice que con cada espiración expulsa el pánico, el miedo, la frustración, la rabia, lo que sea que le altera y confunde. Échelo todo hacia fuera y vea con el ojo de la mente como una fuerte ráfaga de viento se lo lleva. Imagínese entonces que en el plexo solar brilla un cálido sol —símbolo de la divinidad—, que le calma, le reconforta y le aporta un ánimo renovado.

Afirmación La divinidad me protege, me ampara y me guía, y todo anda bien.

Mudra de la autoestima – Mudra contra el autosabotaje

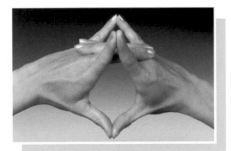

Preparación Acaríciese con una mano la palma y el dorso de la otra, y después cambie de mano (8 veces cada una).

Mudra Una las yemas de los pulgares, índices y meñiques de las dos manos. Entrecruce los dedos medios y anulares. Sitúe las manos por delante del pecho.

Respiración Respire honda, lenta, rítmica y suavemente. Las pausas tras la inspiración y la espiración son algo prolongadas. Concéntrese en el chakra del corazón.

Efecto En este mudra, los dedos de la fuerza interior (pulgar), del corazón (meñique) y de la inteligencia (índice) están unidos. El dedo de la acción (medio) y el de la comunicación (anular) se intercalan en actitud pasiva. Con este mudra podrá reforzar su sentimiento de autoestima de un modo duradero.

La falta de autoestima nos puede crear grandes dificultades en la vida, porque pensamos que no nos merecemos tener éxito, ser amados o, simplemente, felices. Creemos que no somos merecedores de esto o lo otro y que debemos hacer algo para ser valorados por la sociedad o por ciertas personas (padres, hermanos, pareja, etc.). *Pero tengamos la edad que tengamos, seamos guapos o feos, gordos o delgados, listos o torpes, ante el universo todos tenemos el mismo valor.* Intentar convencernos de lo contrario, ya sea a nosotros mismos o a otra persona, no está en consonancia con las leyes del universo, sino que se trata de una «comida de coco», de autoengaño puro y duro.

Nuestra autoestima es un tema del que deberíamos ocuparnos con regularidad. Al hacernos mayores se vuelve incluso más importante, pues del mismo modo que una jovencita mide equivocadamente su propio valor en función de sus buenas notas o del peso que le devuelve la balanza, una señora mayor la obtiene de sus hijos, de la frecuencia con que la visita su hija o de si la va a operar el catedrático o un simple cirujano.

Todos tenemos defectos, debilidades y carencias, pero ante el universo somos todos seres perfectos, y todos tenemos el mismo valor. Usted siempre se merece recibir lo mejor, ser feliz y afortunado, no importa los errores que cometa. Si el universo jamás nos castiga, ¿por qué tenemos que castigarnos nosotros? Invertimos energía muy valiosa en el autosabotaje y en los complejos de culpa y de inferioridad, energía que podríamos invertir mucho mejor en crear belleza y bienestar para nosotros mismos y los demás.

La cuestión de la autoestima tiene muchos entresijos. No hace mucho tiempo yo misma creía que mi autoestima estaba prácticamente íntegra. Sin embargo, cuanto más me fijaba en ella, más caía en la cuenta del lamentable estado en que se hallaba. Yo pensaba que a mi edad ya me conocía muy a fondo, y de repente me encontraba haciendo descubrimientos que me ponían los ojos como platos. Cuántas veces no somos nuestros peores enemigos, nuestros más inclementes críticos, jueces y verdugos. ¿Cómo podemos hacerle algo así a una criatura de Dios, que es lo que somos todos?

¿Cree usted de verdad que un árbol, sólo por ser más grande, tiene más valor que el musgo? Ya sea una rosa, una ortiga, una mala hierba o una legumbre, hoy sabemos que en toda sociedad animal o vegetal sus miembros son interdependientes. Lo repito: la valoración sólo existe en nuestra mente, y toda valoración termina por hacernos desgraciados. Por lo tanto, ¡se acabó! Mírese por la mañana en el espejo, regálese una sonrisa radiante y pronuncie claramente la afirmación que viene a continuación. Demuéstrese cada día cómo se valora con pequeños y grandes detalles.

El sentimiento de autoestima no es uniforme en todos los aspectos de la vida. Por ello es interesante emprender un viaje de autodescubrimiento para averiguar en qué aspectos tenemos más desarrollada la autoestima y en cuáles menos.

Si las cosas le fallan y salen mal, si tiene lo que llamamos mala suerte, o los demás le maltratan habitualmente, todo eso podría tener origen en su falta de autoestima. Examine de cerca todos esos presuntos fracasos o penosas interacciones con otras personas. A menudo ronda por algún lugar de la mente el pensamiento de que no nos merecemos que las cosas nos vayan bien.

En esta ocasión, la visualización es más larga de lo habitual. Primero encuentre una postura cómoda y lea el texto entero tranquilamente. Después aparte el libro y deje que se proyecte en su «pantalla interior» la imagen siguiente:

Visualización Se ve a sí mismo andando por una región fértil. El camino transcurre junto a un campo baldío lleno de flores silvestres. Usted sabe que algunas son plantas medicinales, pero no las conoce todas. Al fondo se divisan huertos y jardines de frutales. Usted tiene muy presente que en la naturaleza cada planta posee su propio valor. Tome entonces una lupa y observe de cerca una de esas florecillas aparentemente insignificantes. ¿No se le revela entonces todo un mundo de belleza en sus formas y colores? ¿Advierte acaso la presencia de nuevos misterios?

Ahora se transforma la luz y el paisaje se llena de una magia muy especial. De repente lo ve todo bajo una nueva luz. Tome asiento en un banco y si permanece en silencio percibirá toda la vida que haya su alrededor: Observará los innumerables, pequeños y diminutos insectos que forman parte del entramado de la naturaleza. En ella todo tiene su valor —aun cuando no se deje ver— y todo es valioso por igual, sea cual sea su forma, color o utilidad manifiesta. Traslade ahora estas percepciones a su propia vida.

Afirmación Soy una criatura del universo y me merezco tener éxito, ser amado y feliz.

Mudra del tesoro – Mudra de la sonrisa interior

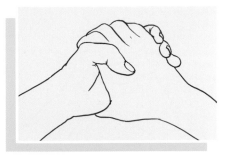

Mudra Una las manos y doble los dedos. Los pulgares reposan sobre el dorso de la mano contraria. Sitúe las manos a la altura del ombligo; para mayor comodidad, puede colocar también un almohadón debajo de las manos. Ahora desplace la mandíbula inferior unas cuantas veces hacia delante y hacia atrás, para aflojar la articulación. Sonría entonces con los labios cerrados, como si estuviera planeando algo muy secreto y especialmente bueno.
Respiración Respire honda, lenta, rítmica y suavemente. Las pausas tras la inspiración y la espiración son algo prolongadas. La lengua está en contacto con el paladar.

Efecto Este mudra ayuda a relajar todos los órganos y partes del cuerpo, regenera, cura y aporta nueva energía.

Es una postura muy discreta que se puede practicar en cualquier lugar y situación. Si se encuentra en un sitio público, coloque simplemente las manos sobre el regazo. Si desea saber más sobre la fuerza de la sonrisa interior, le puedo recomendar el libro *Tao Yoga des Heilens* [El Tao Yoga de la curación] de Mantak Chia, que trata extensamente este tema.

Visualización Envíe ahora esta sonrisa al cuerpo, a todos los órganos, articulaciones y/o partes del cuerpo. Por ejemplo, le sonríe a un órgano determinado y, a la vez, le manda un elogio y le da las gracias. Se concentra durante algunos movimientos respiratorios en este órgano y después pasa al siguiente.

Afirmación Me sonrío con amor y comprensión y todas mis células brincan y cantan de alegría.

Mudra de la oración –
Mudra para superar la pérdida y el abandono

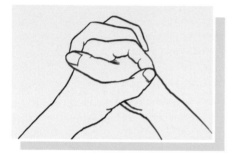

Mudra Una las manos como en una oración. Las yemas de los dedos reposan planas sobre el dorso de la mano y los pulgares, sobre la cara externa de la uña de los índices. Sitúe las manos delante del corazón para empezar y, más tarde, déjelas reposar distendidas sobre el regazo.

Respiración Respire honda, lenta, rítmica y suavemente. Las pausas tras la inspiración y la espiración son algo prolongadas. Lleve la atención al corazón.

Efecto Este mudra le puede ayudar a superar la pérdida y la separación y abrirse de nuevo a la vida.

Cuando muere un ser querido, tenemos que despedirnos de un animal doméstico, o somos abandonados por nuestra pareja, sufrimos una dura pérdida. También la pérdida de un empleo o la aparición de una grave enfermedad pueden provocar un gran dolor. Y aun contando con el apoyo de tantas personas que nos rodean, sabemos que sólo nosotros tenemos que pasar por ello —a veces incluso solos— y que nadie nos puede quitar del todo el dolor.

Durante las interminables, solitarias y silenciosas horas en las que no hay distracción que pueda mitigar el sufrimiento, nos ayuda la oración. Dios no nos puede salvaguardar del dolor, sea de la clase que sea, pero lo puede hacer más soportable o disiparlo durante un breve espacio de tiempo. Al igual que en las heridas físicas, la curación requiere su tiempo. Siempre quedará una cicatriz, pero con el tiempo dejará de doler.

Conocí a una pareja sin hijos que eran tan inseparables como unos mellizos: trabajaban juntos y pasaban también juntos cada minuto de su tiempo libre. Él murió de repente a los 45 años. Yo no había visto jamás una persona más rota que su mujer. Pero se recuperó y esto fue para mí la prueba concluyente: si ella lo ha conseguido, lo conseguirá todo el mundo. ¿Cómo lo hizo? Muy sencillo:

aprendió a orar. Tenía la casa vacía, el corazón roto y solitario, el cuerpo enfermo y debilitado, y el espíritu lastimado. No se sentía sólo triste, sola y con un gran dolor, sino que a veces la asaltaba también un sentimiento de amargura y resentimiento.

Sin embargo, no importa el estado de ánimo en que se encontrara, encomendaba todo su dolor a la divinidad. Me contó que lo hacía hasta sentirse vacía por dentro y descendía sobre ella una paz exquisita, acompañada de un sentimiento de dicha. La dicha y el dolor están muy cerca el uno del otro, y cuanto más lóbrega es la oscuridad, tanto más clara es la luz. Le animo de todo corazón a considerar esta posibilidad y —aún mejor— a ponerla en práctica. Toda pérdida o separación es difícil de superar. Pero la oración nos da una oportunidad de hacerla más llevadera y más breve.

No es nada aconsejable apartar simplemente el dolor emocional, pero es bueno buscar con frecuencia alguna clase de distracción y la compañía de otras personas. Hablar de ello nos hace bien, pero no demasiado a menudo ni por mucho tiempo, pues podría volver a abrir la herida.

La siguiente imagen puede tener un efecto balsámico sobre sus heridas emocionales:

Visualización Imagínese que con cada espiración le sale humo negro por todos los poros de la piel. Ese humo es su dolor emocional (tristeza, soledad, confusión, resentimiento, rabia, etc.). Una fuerza invisible atrae el humo hacia lo alto, hasta ser absorbido por el cielo. Quédese con esta imagen hasta que tenga la sensación de haberse vaciado del todo. Con las siguientes inspiraciones, vea cómo una luz clara le inunda por todos los poros. Dele un nombre a esa luz: luz de la protección, de la curación, de la alegría, de la paz, de la compañía o de la plenitud interior.

Afirmación Encomiendo mi dolor y mi persona al ángel del consuelo y, en estos momentos de tinieblas, me dejo guiar por él, hacia una nueva vida.

Mudra de la motivación – Mudra para sobrellevar la rutina cotidiana

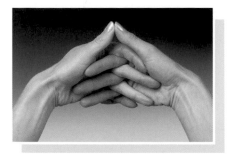

Preparación Imagínese que quiere encender un fuego frotando enérgicamente dos varillas de madera. Frote de la misma manera las palmas de las manos hasta que estén bien calientes, después el dorso de los dedos y de las manos, y el borde externo e interno de las muñecas.

Mudra Entrecruce las manos de modo que los dedos miren hacia dentro, y una las yemas de los pulgares. Sitúe las manos ante el plexo solar y lleve la atención a este chakra. Respiración Respire honda, lenta, rítmica y suavemente. Las pausas tras la inspiración y la espiración son algo prolongadas. Acentúe la inspiración durante los doce primeros movimientos respiratorios.

Efecto El masaje de manos y este mudra le despiertan la ilusión de vivir, la cual refuerza automáticamente su motivación.

Ante muchas tareas u obligaciones que se nos presentan nos falta motivación, ya sea porque la tarea en sí es monótona y aburrida, porque no nos interesa o, simplemente, no nos gusta. No existe casi ninguna actividad ni ocupación que no comporte al menos una parte de trabajo rutinario. Pero tenemos que terminarla de un modo u otro, ya sea a regañadientes o disfrutando de lo que se pueda. Se sabe también que el trabajo que realizamos sin motivación ni ganas nos cuesta mucha energía.

Con un poco de fantasía, cualquier trabajo, por muy aburrido que resulte, puede ser abordado de manera que cueste menos esfuerzo y el tiempo transcurra más deprisa. Unas cuantas sugerencias:

- Trabaje con un cronómetro e intente batir nuevos récords de velocidad.
- Piense en algo bonito mientras trabaja.
- Haga alguna cosa por su salud durante ese tiempo (por ejemplo, ejercicios de respiración, describir círculos con el cuello o con los tobillos).

- Escuche música animada o cante.
- Aprenda palabras en un idioma extranjero o memorice nombres de flores.
- Haga pausas frecuentes.
- Concédase un premio al finalizar una tarea (una breve visita a Internet, hacer un solitario, comer algo dulce o tomar una buena copa, comprar entradas para el cine, etc.).
- Dedique su trabajo al universo como ofrenda de agradecimiento o de alabanza.
- Pronuncie una afirmación positiva al ritmo del trabajo.

Sea cual sea el trabajo que realice, preste siempre atención a su actitud. Permanezca sereno y distendido; una actitud agarrotada le roba energía y le agota física y mentalmente.

A lo mejor el trabajo es tan monótono que usted puede permitirse unas vacaciones mentales mientras lo lleva a cabo.

Visualización Visualícese de vacaciones en el país de sus sueños. Conoce a personas interesantes y hace en todo momento sólo aquello que le apetece.

Afirmación Todas las acciones que realizo son gestos que me proporcionan satisfacción y alegría. Satisfacción y alegría – satisfacción y alegría.

Mudra de la creatividad – Mudra de las aptitudes innatas

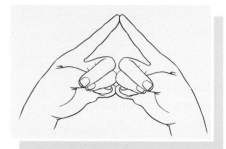

Preparación Masajee a fondo el índice y el meñique de ambas manos.
Mudra Con las dos manos, apoye la yema del pulgar en la uña del meñique, el dedo medio y el anular sobre el pulgar y una las puntas de los dos índices.
Respiración Respire honda, lenta, rítmica y suavemente. Las pausas tras la inspiración y la espiración son algo prolongadas. Acentúe la inspiración durante los doce primeros movimientos respiratorios y sienta el interior del centro de la frente.

Efecto Este mudra estimula y sincroniza los dos hemisferios cerebrales.

Si estimulamos la creatividad (todo el mundo es creativo en un ámbito por lo menos), es importante fijarse en los puntos siguientes:
- Debemos tomar conciencia de nuestra propia creatividad y aprender a apreciarla verdaderamente como el regalo que es.
- Deberíamos reflexionar sobre ella a menudo.
- Podemos establecer una conexión entre todo lo que vemos, oímos o experimentamos y nuestras aptitudes innatas.
- Cuanto más a menudo pongamos en práctica estas aptitudes, es decir, cuanto más las ejercitemos, tanto más las perfeccionaremos; al fin y al cabo, nadie nace siendo un maestro. Comprobará lo emocionante que resulta darse cuenta de cómo mejora uno día a día.
- El resultado o producto de nuestro talento no debería estar destinado sólo a nosotros mismos, sino también al provecho y bienestar de nuestros semejantes.

En cualquier ciudad europea abundan los artistas frustrados, desgraciados y con adicciones a las drogas. Esto no debería ser así, si estas personas no se pusieran el listón tan alto desde un principio y no pensaran que deben crear algo «grande» que impresione a la sociedad. Cuando hacemos algo por el mero placer de hacerlo y por disfrutar de una experiencia gratificante, no tiene la menor importancia si se trata de hacer un pastel, labrar unos surcos en el huerto, organizar un banquete, pintar un cuadro o dirigir una sinfonía: lo único importante es que la actividad en cuestión esté en consonancia con nuestro interior.

Conozco también artistas satisfechos, que van haciendo su camino con conciencia y sin aspavientos, y que deleitan a los demás y a sí mismos con sus nuevas obras e ideas. Son relativamente independientes del reconocimiento y la crítica externas, porque el mero hecho de llevar a cabo su trabajo es una fuente de gran satisfacción y, además, les encanta el producto de su creación.

Para estar sanos, contentos y satisfechos, deberíamos dedicar una parte de nuestro tiempo a nuestras aptitudes. Para ello no somos ni demasiado jóvenes ni demasiado viejos, y nuestras ocupaciones tampoco nos lo deberían impedir. Plantéese las siguientes preguntas:

- ¿Qué es lo que me procura mayor alegría?
- ¿Qué cosas haría si tuviera más tiempo para mis propias aptitudes?
- ¿Cuándo me podría dedicar a ellas, con qué frecuencia y por cuánto tiempo?
- ¿En qué ámbito de mi vida podría cambiar algo ahora mismo?
- ¿Dónde podría organizar algo diferente en un tiempo previsible?
- ¿Qué aspecto me gustaría que tuvieran los «resultados» de mi actividad?
- ¿A quién podría darle una alegría con ello?

Visualización Imagínese que está haciendo algo de un modo desenfadado, distendido y sin ninguna ambición, simplemente porque le gusta hacerlo. Se guarda una parte para usted y regala el resto generosamente o lo comparte con otras personas. Usted es una persona atenta y generosa que proporciona alegrías a los demás.

Afirmación El universo, en toda su sabiduría, me ha dotado de múltiples aptitudes innatas. Las utilizo con sabiduría y ofrezco el resultado a la divinidad con agradecimiento y aprecio.

Mudra de la templanza – Mudra contra el miedo

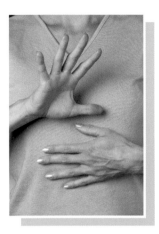

Preparación En el borde externo de la muñeca se encuentra un importante punto de acupresión para el tratamiento de los estados de miedo, justo al lado del hueso que sobresale donde el antebrazo se une con la mano. Masajee enérgicamente este punto durante 2 o 3 minutos.

Mudra Apoye la mano izquierda sobre el estómago y sitúe la derecha, con los dedos ligeramente extendidos hacia fuera, ante el pecho, como si fuera un escudo. La palma mira hacia delante. Si se fatiga, deje reposar la mano derecha sobre la izquierda.

Respiración Respire honda, lenta, rítmica y suavemente. Las pausas tras la inspiración y la espiración son algo prolongadas. Concéntrese en el chakra del plexo solar.

Efecto Este mudra le ayudará a dominar los miedos y, con el tiempo, a vencerlos completamente.

Al preguntar a los integrantes de un grupo cualquiera de qué tienen miedo, una no puede por menos que asombrarse ante la total falta de barreras que conoce nuestra imaginación en este sentido. Se puede sentir miedo de *todo*. Los miedos deben tomarse en serio, claro está, pero, por otro lado, no dejan de ser también una especie de «enredo mental»: lo peor sucede siempre en la imaginación.

Existen, sin embargo, diversas maneras de mantener a raya estos miedos que nos dificultan innecesariamente la vida, e incluso de vencerlos completamente:

- Mire al miedo directamente a los ojos y examínelo con ayuda de la razón (¿qué pasaría si...?).
- Intente poner en práctica una maniobra de distracción.
- Cuando nada funcione, póngase a rezar.

A mí personalmente me ayuda tomarme a mí misma de la mano

como si fuera una niña pequeña, calmarme con las palabras y, con mucha cautela, acercarme a la causa que provoca el miedo. A veces me veo como una madre que acompaña a su hija al dentista. Pero si me sirve para ganar confianza, ¿por qué no?

Aborde sus miedos con calma y mano firme, y mucho cuidado: nada de quejarse. El sentido del humor también nos ayuda a salvar el obstáculo. Incluso hoy en día, en que tantos miedos se tratan con psicofármacos, la práctica del yoga, las diferentes técnicas de relajación, los masajes o participar en un grupo de autoayuda ofrecen otras posibilidades de sobreponerse a los miedos e incluso de llegar a vencerlos del todo.

Si el miedo le asalta en público o en compañía de otras personas, puede masajear discretamente el punto de la muñeca descrito al principio, colocar después ambas manos sobre el vientre y practicar la respiración mudra con toda concentración. Comprobará como el susto desaparece tan deprisa como apareció. ¡Haga la prueba!

También ayuda mucho visualizar escenas en las que usted supera sin ningún perjuicio situaciones que le atemorizan. Si suele sentir miedo ante una situación muy determinada, haga entonces una «cura mudra»: practique el mudra 3 veces al día, de 5 a 10 minutos, y a continuación imagine esa situación que le atemoriza con un buen desenlace, de 7 a 21 días. Puede suceder que pasen algunos días hasta que consiga mantener las imágenes positivas en la mente: las imágenes perturbadoras intentan entrometerse constantemente al principio. A pesar de ello, no se deje amilanar y siga practicando con tesón.

Visualización Imagínese que supera indemne una situación que le provoca miedo y —si todo sale bien— incluso se alegra de ello.

Afirmación No me dejo vencer. Me enfrento a esta situación con valentía y coraje, y sé que el poder de la divinidad me protege y me guía en todo momento.

Mudra de los oídos – Mudra para una mejor percepción

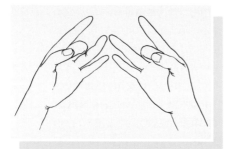

Preparación Masajee la falange inferior del anular y meñique de cada mano.

Mudra Con las dos manos (ver figura), o con la izquierda: doble el dedo medio y sujételo con la falange superior del pulgar, de modo que la uña del dedo medio esté en contacto con la yema del pulgar. Los otros dedos están extendidos y las manos reposan distendidas sobre el regazo.

Respiración Respire honda, lenta, rítmica y suavemente. Las pausas tras la inspiración y la espiración son algo prolongadas. Concéntrese en el chakra de la garganta.

Efecto Como su nombre indica, este mudra sirve para toda clase de problemas de oídos.

Los oídos debilitados, dolorosos o ensordecidos, así como los silbidos y los ruiditos, pueden ser una señal de que queremos escudarnos del entorno: ya no queremos, o no podemos, escuchar nada más. Pero al mismo tiempo reducimos también nuestra capacidad de percepción de cosas importantes o hermosas. Cuantas veces no hemos sufrido una decepción provocada por no haber percibido algo correctamente o porque no quisimos percatarnos de algo desagradable. Al hacerlo, nos cerramos también al reino de la naturaleza y de la música, y eso sería verdaderamente de lamentar.

La percepción a través de las orejas —el oído— está muy íntimamente conectado a nuestro mundo de los sentimientos y a nuestro ritmo interno. Los ruidos, sonidos, melodías y ritmos pueden ejercer una enorme influencia sobre nuestro estado de ánimo. ¿Qué le parecería, pues, disponer de un «botiquín musical» hecho totalmente a la medida de sus necesidades? Pruébelo alguna vez: ¿qué música necesita para ponerse en marcha? ¿Qué música le levanta el ánimo y cuál le ayuda a superar los estados melancólicos? *Escuche tan a menudo como pueda su música preferida sin dejarse distraer por otras cosas.* Déjese llevar por ella y relájese al hacerlo. Deje que su espíritu se recree con la música.

Los problemas de oídos, especialmente los silbidos crónicos, están relacionados a menudo con el estrés, las tensiones en la nuca y la presión sanguínea.

Las siguientes propuestas le servirán de ayuda si tiene dificultades con los oídos:

- Caliente las palmas de las manos frotándolas entre sí, y colóquelas después sobre las orejas durante 1 minuto.
- Presione con el dedo medio sobre los cartílagos que se encuentran delante del orificio externo del oído, llamados tragos, y realice un movimiento de bombeo. Al espirar, emita alternadamente un sonido grave y otro agudo.
- Si le duelen los oídos, póngase una botella de agua caliente contra las orejas.
- Masajee los pabellones de las orejas.
- Relaje la mandíbula, colocando los dedos medios a lado y lado de la mandíbula inferior y haciendo un ligero movimiento de avance y retroceso.
- Rodee tan a menudo como le sea posible el dedo medio con la otra mano.
- Evite el estrés, las prisas y el exceso de obligaciones.

Visualización Imagínese que sostiene una hermosa y gigantesca concha junto al oído. Oye el murmullo del mar. Da la sensación de que cada aliento le va a llevar hacia el mar. Le atrae hacia el agua y usted se vuelve tan pequeño que puede introducirse en una sola y diminuta gota de agua. La gota que le rodea está unida a todas las demás gotas. Usted susurra una palabra y percibe que esta palabra vuelve como un eco procedente de innumerables gotas. Pronuncie otras palabras, siempre positivas, y sienta como resuenan. Al cabo de un rato deja de pronunciar palabras, escucha el silencio del universo y extrae fuerza curativa de él.

Afirmación Percibo lo que es bueno e importante para mí.

Mudra de los ojos – Mudra para una visión clara

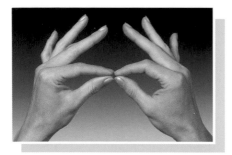

Preparación Masajee las falanges inferiores del índice y dedo medio de ambas manos.

Mudra Una las yemas de los índices y pulgares de cada mano, junte las puntas de los cuatro dedos y sostenga las manos por delante de los ojos, como si fueran unas gafas. Mire a través de las aberturas y fije la mirada en un punto concreto. Cuando se fatigue, baje las manos y deje vagar la vista por el horizonte.

Respiración Respire honda, lenta, rítmica y suavemente. Las pausas tras la inspiración y la espiración son algo prolongadas. Concéntrese en los ojos.

Efecto Este mudra le ayuda con los problemas de ojos y le proporciona una visión clara.

Yo suelo combinar este mudra con los siguientes ejercicios de ojos:
- Levante ambas manos a la altura de los ojos, una los pulgares por los lados y fije la vista en las uñas.
- A continuación, dibuje una flor o un mandala con los pulgares sin quitar nunca la vista de ellos.
- Acerque entonces uno de los pulgares a la punta de la nariz y aleje el otro lo más que pueda de usted. Alterne entre mirar cerca y a lo lejos, y repita unas 12 veces.
- Para terminar, frote los pulgares entre sí hasta que se calienten y colóquelos con cuidado sobre los ojos; repetir 3-4 veces.

Si tiene la vista cansada o los ojos enrojecidos o irritados, las siguientes sugerencias le pueden servir de ayuda:
- Si lee o trabaja ante una pantalla durante mucho tiempo, debería detenerse de vez en cuando a parpadear, mirar a lo lejos y cerrar los ojos durante unos segundos.

- Aplique durante unos instantes un paño humedecido con agua fría sobre los ojos fatigados.
- Proteja los ojos de las corrientes de aire.
- Use gafas de sol de buena calidad cuando haya mucha luz.
- Intente evitar las tensiones musculares en la nuca.
- Duerma lo suficiente y evite los ambientes cargados de humo.

En aquello que ponemos los ojos ponemos también nuestra fuerza interior. Un par de ejemplos: si, yendo por la calle, sólo nos fijamos en las personas deprimidas, acabamos por abatirnos nosotros. Si, en el periódico, leemos sólo los casos de crímenes y accidentes... Fíjese durante unos días hacia donde suele dirigir su mirada, y desvíe la vista, si es preciso, con plena conciencia, hacia lo positivo. Convierta en costumbre ver primero lo bueno y lo hermoso. Tampoco se trata de verlo todo «de color de rosa», ni de cerrar los ojos ante la cruda realidad. Pero esta nueva costumbre nos puede proporcionar renovada fuerza física, mental y emocional. Mantenga siempre una mirada clara, prudente y cautelosa y todo andará bien en su vida.

Visualización Imagínese que está mirando un álbum de fotos. En este álbum tan especial no sólo encuentra fotografías del pasado, sino también del futuro. Son instantáneas de momentos extraordinarios: celebraciones, felicitaciones por logros especiales, fiestas familiares, etc. Sueñe un poco y deléitese con las escenas de dicha y felicidad que le transmiten estas fotografías.

Afirmación En todo y en todos veo lo bueno y lo hermoso.

Mudra del maestro – Mudra para estudiar con eficacia

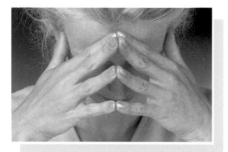

Preparación Frote las puntas de todos los dedos entre sí unas 50 veces.

Mudra Coloque los pulgares sobre las sienes y una las yemas de los otros dedos. Los índices reposan sobre la frente; si lo desea, puede apoyar los codos sobre una mesa.

Respiración Respire honda, lenta, rítmica y suavemente. Las pausas tras la inspiración y la espiración son algo prolongadas. Concéntrese en el centro de la frente.

Efecto Con este mudra se activan y sincronizan los dos hemisferios cerebrales. El hemisferio derecho es el encargado de absorber y almacenar conocimientos, y el izquierdo de reproducirlos y expresarlos. La ligera presión sobre la frente y las sienes confiere, además, brío interior a través del meridiano de la vesícula biliar.

Las siguientes sugerencias le pueden ayudar a estudiar:
- Procure que el lugar de estudio esté bien ventilado.
- Beba mucha agua.
- Camine de vez en cuando y mueva los brazos.
- Ponga música suave de fondo que no le distraiga.
- Cambie de vez en cuando de lugar: en la cocina, en el jardín o en una cafetería también se puede estudiar.
- No cruce nunca las piernas.
- Coma muchos productos integrales y mucha fruta y verdura.
- Imagínese que es el mejor de la clase.
- Haga una pausa a los 75 minutos como máximo.
- Practique algún deporte: le ayudará a conseguir *mejores resultados en menos tiempo*.
- Organice de la manera más amena posible la materia a estudiar y dé a sus esquemas un tono divertido, humorístico o, por qué no, incluso erótico.

En el mudra de los recuerdos, página 156, y en el mudra de la concentración, página 74, encontrará otros trucos que le ayudarán a estudiar de un modo más eficiente.

También es importante concederse de vez en cuando unas pequeñas «vacaciones mentales» para que el cerebro pueda descansar y reponer fuerzas. Cuando mejor rinde no es precisamente cuando estudia sin descanso y sin hora de terminar, sino cuando se concede pausas periódicamente. Algunos recurren entonces a un cigarrillo o una golosina, pero ya sabemos que esto no es bueno. Sería mejor escuchar su música preferida, cantar o bailar un poco, hacer un ejercicio de fuerza o de yoga, comer algo de fruta o nueces o, simplemente, concederse unas breves vacaciones mentales.

Visualización Se ve a sí mismo en un lugar de vacaciones al que usted da forma según sus gustos y necesidades. Ahí conoce a personas interesantes, se dedica a sus aficiones y se lo pasa en grande en todos los sentidos.

Afirmación Asimilo todo aquello que debo saber.

Mudra de los recuerdos –
Mudra para una buena memoria

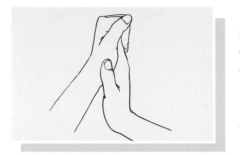

Preparación Frótese las manos rápida y enérgicamente unas 50 veces; con cada movimiento los dedos de una mano cogen desde arriba a los de la otra (ver figura).

Mudra Vaya restando velocidad al movimiento descrito y adécuelo al ritmo de la respiración. Deje reposar la mirada en un punto fijo a un metro de distancia aproximadamente (4 veces al día).

Respiración Respire honda, lenta, rítmica y suavemente. Las pausas tras la inspiración y la espiración son algo prolongadas. Note la respiración en el pecho y el abdomen.

Efecto Este mudra tonifica y fortalece el cerebro. Mejora la memoria y aumenta la capacidad de concentración.

Una buena memoria depende en gran parte de una buena capacidad de concentración y del poder de evocación de los recuerdos: los cinco sentidos están despiertos y activos. Detrás de una pérdida del poder de recordar suele ocultarse en la mayoría de casos desinterés, dispersión o indiferencia. Si usted desea ejercitar la memoria, los siguientes trucos le pueden ayudar a ello:

- Una condición importante es que usted esté verdaderamente motivado y que se proponga un objetivo.
- Invéntese para cada palabra o cifra una imagen fácil de recordar o una pequeña historia.
- Los nombres se suelen memorizar con mayor facilidad si los relacionamos con personas o nombres que ya conocemos y/o nos sugieren algo positivo.
- Procure darle un sentido a la materia que deba estudiar.
- Puede crear reglas mnemotécnicas incluso para palabras extranjeras.
- Formule en palabras lo que haya leído, escuchado o visto.
- No ceje en su empeño y estudie con regularidad.

- Por la noche, tómese un tiempo para recapitular el día y propóngase recordar con la mayor exactitud posible algunos detalles (por ejemplo, de conversaciones).
- Si tiene que estudiar una materia muy determinada, consulte las sugerencias que aparecen en el mudra del maestro en la página 154.

Al ejercitar la memoria es muy importante el llamado «punto cero». A lo mejor lo conoce: uno estudia algo y va progresando bastante rápido. De repente, en un momento dado, uno tiene la espantosa sensación de que todo se le ha borrado, como un apagón total. No se deje desconcertar por ello. Eso indica que está llegando a otro nivel. Después irá todo como la seda.

En este sentido resulta muy interesante el libro *In 10 Tagen zum vollkommenen Gedächtnis* [Memoria infalible en 10 días] de Joyce Brothers y Edward P.F. Eagan.

Investigaciones recientes demuestran que la capacidad de recordar no disminuye obligatoriamente con la edad, sino que la memoria se puede «oxidar», por decirlo así, debido a un uso insuficiente y a un creciente desinterés. También los jóvenes olvidan muchas cosas, sobre todo aquellas que no les afectan ni interesan.

Y aún algo más que debe saber: los recuerdos tienen un valor incalculable para nuestro estado de salud y nuestro nivel de energía.

Visualización Recréese de vez en cuando en recuerdos agradables, pero sin nostalgia ni lamentaciones por las cosas pasadas. Planee mentalmente cada día del presente de manera que en el futuro constituya un buen recuerdo. Imagínese que vive según el lema: «Cada día me doy a mí y a otra persona una pequeña o gran alegría», y póngalo en práctica.

Afirmación Me acuerdo siempre de aquello que tiene importancia para mí.

Mudra de la paz – Mudra para la satisfacción

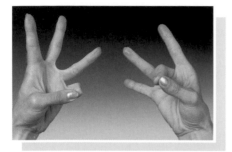

Mudra Las mujeres unirán la punta del pulgar y del dedo medio de la mano derecha y la punta del pulgar y del meñique de la izquierda (ver figura). Los hombres, por su parte, unirán la punta del meñique y el pulgar de la mano derecha y el dedo medio y el pulgar de la izquierda. Los otros dedos están extendidos. Sitúe las manos por delante del ombligo.

Respiración Respire honda, lenta, rítmica y suavemente. Las pausas tras la inspiración y la espiración son algo prolongadas. Concéntrese en el chakra del sacro.

Efecto Este mudra equilibra la energía interior, incrementa el bienestar y propicia el sentimiento de satisfacción.

La insatisfacción procede a menudo de nuestro interior. A veces es un desequilibrio de las glándulas hormonales que nos hace sentir irritables e insatisfechos. Otras es una lucha con nosotros mismos, una guerra entre la cabeza y el corazón.

Con frecuencia proyectamos esta insatisfacción hacia el exterior y buscamos la culpa en los demás. Esta estrategia no nos hace más felices, pero podemos plantearnos dar un golpe de timón y cambiar de dirección. Aunque también forma parte de la vida sentirnos de vez en cuando insatisfechos, y esta misma insatisfacción nos puede servir de acicate para lanzarnos a algo nuevo o para adquirir compromisos. Tal vez la siguiente imagen le pueda revelar algunos aspectos nuevos.

Visualización Visualice una hermosa escena en la que todo sea blanco. El blanco es el misterioso color de la paz y de los inicios y los finales. A través del blanco accede usted a una esfera completamente nueva.

Afirmación Satisfacción – paz – libertad – alegría.

Mudra de la llama – Mudra del carisma

Preparación Frote los dorsos de las manos entre sí.

Mudra Una los dorsos de las manos y coloque las manos en esta posición sobre el esternón.

Respiración Respire honda, lenta, rítmica y suavemente. Las pausas tras la inspiración y la espiración son algo prolongadas. Concentre su conciencia en el chakra del corazón.

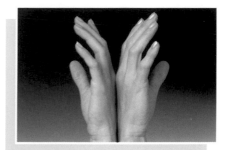

Efecto Este mudra despierta y estimula la circulación sanguínea.

Todos admiramos a esas personas que tienen carisma y nos gustaría secretamente poseer también nosotros un poco o un mucho de ello. Hay personas, sin embargo, que poseen un carisma de tipo negativo. Pero no querría entrar ahora a profundizar en esta cuestión, pues aspirar a ello no es deseable, ya que no causa más que sufrimiento por doquier.

¿Qué es, sin embargo, lo que distingue a la persona que irradia ese carisma especial, atrae a los demás y se muestra satisfecha consigo misma y con el mundo? Durante los últimos años, he tenido ocasión de conocer a muchas personas carismáticas de fama internacional y, por tanto, de observar y estudiar ampliamente este fenómeno. Todas estas personas coinciden, en mi opinión, en exhibir las siguientes cualidades:

• Una presencia absoluta.
• Capacidad de entusiasmo.
• Alta motivación y objetivos claros.
• Presteza en la toma de decisiones.
• Simpatía y bondad.
• Tolerancia.
• Una forma positiva de comunicarse.
• Compasión y atención.
• Un aspecto cuidado.

- Buena postura corporal.
- Movimientos armónicos.
- Mirada clara.
- Una expresión amable en el rostro.
- Humor.
- Una actitud positiva ante la vida.
- Una buena dosis de confianza en Dios.

Como podemos ver, la edad, el nivel de vida o la belleza no desempeñan aquí ninguna función principal. Todas éstas son cualidades que también nosotros podemos encarnar. No hace falta que le mostremos a todo el mundo en qué estado de ánimo nos encontramos en este momento, cuáles son nuestros defectos o a qué tenemos miedo. No necesitamos tampoco andar criticando a todos y a todo sin que nadie nos lo haya pedido. *En lugar de eso, deberíamos mostrar siempre nuestro mejor lado* y dar expresión a nuestras aptitudes y a aquello que nos entusiasma. Nuestro entusiasmo puede atraer y contagiar a los demás. Ahí es cuando aparece en nosotros ese «no sé qué». También es importante cómo nos acercamos a los otros: en ningún caso de un modo molesto ni con doblez, sino con una actitud abierta, tolerante y generosa. No existe ningún ser humano que no lo merezca, ni siquiera cuando alguien no acaba de «funcionar» tal como nos gustaría. Tal vez tengamos que superar primero nuestras inhibiciones y miedos, pero también las personas carismáticas tienen que superarlos.

Esto me recuerda a un aprendiz que, durante unos meses, nos ayudó en la redacción de un periódico en el que yo trabajaba. Iba siempre limpio y muy bien arreglado, realizaba incluso las tareas más aburridas con placer y era siempre cortés y solícito con todos los compañeros. Ya entonces era de prever que se iba a convertir en un profesional muy solicitado, tal y como sucedió.

Una gran parte del carisma tiene que ver con la postura corporal, los gestos y la ropa que vestimos. Tal vez no fuera mala idea pedir consejo a una amiga que entienda de vestidos y cosméticos. Pero más importantes que la ropa son la postura corporal y nuestro lenguaje gestual. Todo eso se puede probar simplemente ante el espejo y no cuesta ni un céntimo.

Sin embargo, y por importante que sea el aspecto exterior, mucho más importante es nuestra actitud interior. No me cansaré de insistir sobre ello. *Piense positivamente, demuestre su aprecio a los demás, otórgueles su confianza y sepa entusiasmarse por aquello a lo que usted se dedica.*

Deje ahora reposar el libro abierto en este punto durante unos días y profundice en las posibilidades expuestas aquí. Ninguna de ellas cuesta nada y se pueden llevar a cabo con un mínimo de esfuerzo. Si practica durante un tiempo esta nueva actitud ante el espejo, y también en compañía de sus conocidos, se convertirá pronto en una querida costumbre. Y no le faltarán cumplidos por ella. Pero asegúrese de que su nuevo comportamiento no sea sólo fingido: si, por ejemplo, se muestra tolerante y bondadoso, también debe serlo de corazón. Esta nueva manera de comportarse debe impregnarle en cuerpo y alma. Una vez que la haya interiorizado, se beneficiará de ella no sólo en su trato con los demás o en su carrera profesional, sino también en lo que respecta a la salud.

Visualización Imagínese que adopta el papel de una persona con ese «no sé qué». ¿Cómo se manifiesta en la postura corporal, en los gestos y en la voz? Usted se oye hablar con entusiasmo sobre sus preferencias y aficiones, animando a otros, haciéndoles cumplidos y escuchando atentamente lo que ellos le cuentan. Todos y cada uno poseen un lado bueno. Usted lo encuentra, habla de ello e incluso lo embellece un poco más.

Afirmación Un carisma especial es mi sello personal. Sonriente y juguetón, soy el amo de mi vida y la conduzco con pericia.

Mudra de la calma – Mudra contra la hiperactividad

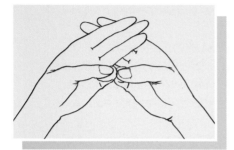

Mudra Con las dos manos, apoye el pulgar sobre la uña del meñique. Repose los dedos índice, medio y anular de la mano izquierda sobre los dedos de la derecha y sitúe las manos en el regazo.

Respiración Respire honda, lenta, rítmica y suavemente. Las pausas tras la inspiración y la espiración son algo prolongadas. Acentúe la espiración en los doce primeros movimientos respiratorios. Lleve la atención al chakra base.

Efecto Con este mudra, la mano izquierda (pasividad y calma) frena, por así decirlo, a la mano derecha (actividad y dinamismo).

Quien sufre de hiperactividad no puede hallar nunca la calma; está, por decirlo de algún modo, «pasado de vueltas». Muchas personas acaban en ese estado cuando se han sobrecargado de trabajo y obligaciones durante un cierto tiempo. A menudo se organizan también las vacaciones o el tiempo libre de una manera que les obliga a pasarse horas infinitas al volante o en otras actividades innecesarias que les impiden descansar de verdad. Esto produce estrés y malestar, pues, al tiempo que anhelan la tranquilidad, no la soportan cuando la podrían tener. Salta a la vista que este patrón de comportamiento se encuentra en la raíz de muchas de las llamadas enfermedades de la vida moderna.

Si usted sufre este problema, es importante que intente salir de ese círculo vicioso de «necesito calma pero no la aguanto». Seguro que alguno de los trucos siguientes le servirá de ayuda:

• Meditar dos veces al día al menos 30 minutos.
• Hacer yoga.
• Pasar las vacaciones haciendo senderismo por el monte (el coche se queda en casa).
• Hacer un viaje de varios días en bicicleta.
• Dar un buen paseo cada tarde.

- Jugar con niños o animales.
- Nadar cada día tanto como pueda.
- Salir a correr regularmente (sin competir).
- Cantar, bailar, tocar un instrumento, pintar, dibujar.
- Trabajar en el huerto o jardín, cocinar o practicar algún otro *hobby* relajante.

Si usted se decide por una actividad deportiva, permítase disfrutar del cansancio posterior y durante un buen rato *no haga nada*. Si se pone inquieto, practique el mudra y medite un poco. Intente soportar la calma. Esto quizá no le resulte fácil, ya que en su cerebro funciona otro programa que provoca la secreción de hormonas que le impelen a la actividad. Pueden transcurrir algunas semanas antes de que se restaure el equilibrio entre la actividad y el reposo. ¡Sea perseverante! Y procure darse un premio cuando lo consiga, pero mejor que no sea un viaje de fin de semana por varias ciudades.

Seguramente aún se pillará a sí mismo forjando planes para el ocio en los que pueda dar rienda suelta a su agitación y que le vendrían como anillo al dedo a su hiperactividad. Le hará falta mucha atención para cambiar este esquema. Pero por el bien de su salud y de su bienestar, el esfuerzo merece totalmente la pena.

Las imágenes en las que participan los ritmos de la naturaleza le ayudarán a hallar la tranquilidad natural.

Visualización Imagínese que se encuentra al lado del mar y que observa las olas acercarse, romper a sus pies, producir espuma y alejarse de nuevo. Entregue su intranquilidad a las olas, que se la llevan mar adentro.

Afirmación Me encomiendo plenamente a la diosa de la calma y disfruto del aquí y ahora sin peros ni condiciones.

Mudra del olfato – Mudra para las decisiones acertadas

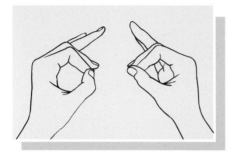

Mudra Con las dos manos, apoye el pulgar en la cara externa del índice, y el dedo medio en la punta del pulgar. Los otros dedos permanecen extendidos y las manos reposan distendidas sobre el regazo.

Respiración Respire honda, lenta, rítmica y suavemente. Las pausas tras la inspiración y la espiración son algo prolongadas. Lleve la atención a la nariz y sienta el aire que entra y sale por sus ventanas. Fíjese en el pecho y el abdomen, cómo suben y bajan al ritmo de la respiración.

Efecto Este mudra ayuda en casos de dolor de muelas y de calambres en el estómago, provocados por tensiones en el intestino grueso. En el plano mental facilita la toma de decisiones. Se podría decir que nos proporciona un buen olfato para llegar a las conclusiones acertadas. ¡Póngalo a prueba!

Tenga en cuenta que *cualquier* decisión es mejor que *ninguna*. La filosofía oriental afirma que toda decisión tomada es la correcta: si nos depara alegría y éxito, pues tanto mejor, pero si, por el contrario, nos provoca sufrimiento y disgusto, deberíamos verla como un reto que hay que superar para aprender a reunir fuerzas y crecer interiormente. Esto nos puede ayudar a no hacernos reproches si alguna vez tomamos una decisión «aparentemente» errónea.

Puede suceder que tengamos que optar entre dos o más cosas (viviendas, puestos de trabajo, escuelas, etc.) que presentan tantas ventajas como inconvenientes. En esta clase de situaciones, yo recurro a un ritual que se practica en todo el mundo desde tiempo inmemorial. No recuerdo haber tomado nunca una decisión equivocada con él.

Dé nombre a los objetos entre los que tenga que escoger y escriba cada nombre en un trozo de papel. Después doble los papelitos de manera que las palabras queden ocultas y mézclelos bien.

Practique el mudra durante unos minutos y observe la respiración. Concentre el pensamiento en sí mismo y permita que se produzca el vacío en su mente. Cuando alcance este silencio casi palpable, repita 7 veces la frase siguiente: mi sabiduría interior me indica lo que es correcto para mí y que me aportará alegría.

Descubra entonces uno de los trozos de papel, con lo cual habrá tomado su decisión. Así de claro y sencillo.

Mudra de la pelvis –
Mudra contra los trastornos menstruales

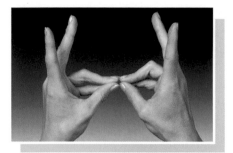

Preparación Masajee los meñiques y después los dedos medios de ambas manos, desde la yema hasta la muñeca, unas 100 veces.

Mudra Con las dos manos, una las yemas del anular y meñique con la punta del pulgar y junte entonces los seis dedos. Sostenga las manos a la altura del vientre.

Respiración Respire honda, lenta, rítmica y suavemente. Las pausas tras la inspiración y la espiración son algo prolongadas. Concéntrese en el ritmo de la respiración en el vientre.

Efecto Este mudra fortalece los órganos sexuales y tiene un efecto relajante contra los calambres abdominales.

Otras sugerencias para los días menstruales:
- Tome magnesio 3 o 4 veces al día (si sufre calambres, cada 2 horas).
- Evite los productos lácteos, la carne roja y las yemas de huevo.
- Reduzca el consumo de hidratos de carbono.
- Incremente la ingestión de ácidos grasos (presentes en el aceite de lino, de salmón, caballa o pez espada, por ejemplo).
- Las vitaminas B y E tienen también un efecto preventivo y tonificador.
- Coloque una botella de agua caliente sobre el vientre.
- Masajee el vientre y las plantas de los pies con jazmín, rosa y lavanda (diluir dos gotas de esencia en una cucharada sopera de aceite de almendra).
- Apoye los dedos índice, medio y anular de cada mano a lado y lado del ombligo y produzca una suave vibración moviendo los dedos arriba y abajo.

Si desea profundizar en el tema «ser mujer», le recomiento el libro *Frauenkörper – Frauenweisheit* [Cuerpo de mujer, sabiduría de mujer]* de Christiane Northrup. En esta obra de consulta se encuentra prácticamente todo lo que una mujer debería saber sobre su cuerpo. Ofrece también muchos y muy válidos consejos para recobrar y mantener la salud.

Existen también numerosas plantas medicinales que ayudan especialmente a las mujeres. Se pueden tomar en forma de infusión o gotas esenciales: por ejemplo, pie de león (*Alchemilla xanthochlora*), milenrama (*Achillea millefolium*), cimicífuga (*Cimicifuga*).

También es importante —aunque esto seguro que ya lo sabe usted— que durante estos días se mime y baje un poco el ritmo. Pero sólo saberlo no sirve de nada, así que ¡practíquelo también!

La luna está muy íntimamente vinculada a los ciclos mensuales y, en general, a la feminidad. Ejerce, además, una fuerte influencia sobre las amistades entre mujeres y las relaciones entre madres e hijas. La siguiente imagen le puede proporcionar una profunda sensación de protección y seguridad que sólo las mujeres son capaces de transmitir y que le sentará especialmente bien durante los días de la regla.

Visualización Está sentada al lado de un estanque en una cálida noche de verano; si le apetece, puede darse un baño con toda tranquilidad. Entonces dirige la vista hacia el cielo, iluminado por la luz de la luna. Ahora ve como, desde el cielo, desciende hacia usted una figura femenina que lleva un vestido claro y una capa azul marino. Es la madre primigenia, la madre que ama incondicionalmente, que consuela, da aliento y ofrece su protección. Usted se deja abrazar por ella y disfruta la deliciosa calidez que la rodea y la llena por completo. Usted le cuenta todo aquello que le afecta y escucha lo que ella tiene que decir al respecto.

Afirmación Soy una hija amada de la diosa, que en todo momento me brinda aquello que preciso para gozar de una vida plena, y aun un poco más.

*Ediciones Urano, Barcelona, 2000. (N. del E.)

Mudra de la paciencia –
Mudra de la ecuanimidad y la calidez interna

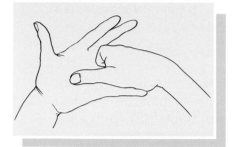

Preparación Masajee ambos anulares.

Mudra Rodee el anular izquierdo con los dedos de la mano derecha y apoye el pulgar derecho en el centro de la palma izquierda. Transcurridos unos minutos, cambie de mano y repita la postura durante el mismo tiempo. Las manos se encuentran exactamente a la altura del estómago.

Respiración Respire honda, lenta, rítmica y suavemente. Las pausas tras la inspiración y la espiración son algo prolongadas. Concéntrese en el chakra del plexo solar.

Efecto Este mudra fortalece el hígado y regula la temperatura corporal. En el plano anímico-mental, confiere paciencia y equilibra las emociones fuertes y los quebrantos interiores. Puede contrarrestar también un exceso de indiferencia o frialdad de sentimientos.

La falta de paciencia puede ser provocada por un hígado debilitado o sobrecargado y/o por una mala actitud vital. La impaciencia tiene un efecto negativo sobre la salud, propicia el desasosiego y la tensión y provoca que a menudo nos sintamos insatisfechos y desgraciados. No sirve de nada y no nos aporta nada, así que es mejor prescindir de ella. La impaciencia consume mucha energía que podríamos utilizar de un modo más adecuado. Con ella no podemos reducir ningún tiempo de espera ni ningún periodo de convalecencia; no obstante, la impaciencia no se deja apartar tan fácilmente.

¿Qué podemos hacer pues? Conozco un solo remedio: aprovechar los tiempos de espera, ya sea ocupándonos de algo que nos exija una concentración plena, o buscando la distracción en una actividad que nos resulte placentera. Ir al cine, leer un buen libro, oír por fin el CD que compramos hace tiempo, ver a los amigos, practicar un deporte, salir a bailar, ir de excursión, poner más bonita la casa, etc.

Según la acupuntura, el meridiano conocido como el «triple calentador» transcurre a través del dedo anular. Una carencia de esta energía provoca, en el plano emocional, que la persona se vuelva fría, indiferente o dubitativa. Poseer un corazón cálido hacia nuestros semejantes, todas las demás criaturas y la naturaleza en general no es, pues, sólo una cuestión de carácter. La frialdad y la indiferencia se pueden adueñar de cualquiera de nosotros si el hígado está debilitado.

Este mudra puede proporcionar alivio a las personas que sufran cualquier clase de enfermedad. Les aporta la paciencia y el sosiego necesarios para aceptar su situación actual y saber esperar con tranquilidad.

La paciencia, la calidez, la compasión y la paz interior son características que están presentes en toda persona sana y centrada. Sin embargo, a menudo hace falta rascar bastante para que este tesoro de cualidades pueda emerger a la superficie y hacernos la vida más gratificante.

Visualización Imagínese que se encuentra bajo un fresno gigantesco con una pala en la mano. Cava un hoyo profundo en busca de un tesoro. Con mucho esfuerzo, consigue extraer un cofre del tesoro, lo abre y, en su interior, descubre una bola dorada. Se sienta y coloca la bola ante usted. A los pocos segundos, la bola se abre y se despliega una gran pantalla. En la película que aparece en ella, usted tiene el papel protagonista y actúa de acuerdo con los dictados de su naturaleza más profunda: con total calidez, compasión, paciencia y apacibilidad.

Afirmación Aprovecho al máximo el aquí y ahora, y espero del futuro sólo lo mejor.

Mudra del bumerang –
Mudra para la circulación sanguínea

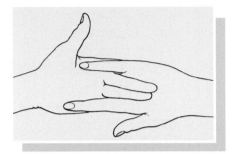

Preparación Frote enérgicamente las manos entre sí.

Mudra Una los dorsos de los dedos de las dos manos de manera que la palma derecha mire hacia abajo y la izquierda hacia arriba. Entrecruce los dedos de modo que el índice y el meñique derechos reposen sobre la palma de la mano izquierda. Las manos reposan distendidas sobre el regazo o sobre una almohada.

Respiración Respire honda, lenta, rítmica y suavemente. Las pausas tras la inspiración y la espiración son algo prolongadas. Note la respiración en el pecho y el abdomen.

Efecto Este mudra estimula la circulación y regula la presión sanguínea.

La circulación sanguínea está sometida a una ley cósmica que ejerce una gran influencia sobre nuestra calidad de vida: *todo aquello que proyectamos hacia fuera regresa a nosotros*. No será exactamente lo mismo, pero se corresponderá con lo que hayamos mandado hacia fuera. Tampoco suele proceder de la misma dirección, sino de otra fuente diferente. Cada pensamiento positivo, cada sonrisa cálida, cada palabra de aliento y cada buena acción es importante y, a su debido tiempo, regresa a nosotros de manera equivalente.

Visualización Encienda mentalmente una gran hoguera. Tome entonces todos sus pensamientos negativos del pasado y forme con ellos bolas negras que echa al fuego. A continuación, envíe pensamientos y deseos positivos en forma de bolas blancas a sus semejantes, a sus obligaciones y a todo el mundo en general. Lo hace con la certeza de que, a su debido tiempo, todo lo positivo regresará a usted.

Afirmación Espero pequeños y grandes milagros y los agradezco de todo corazón.

Mudra del sonido – Mudra para una buena voz

Preparación Coloque las manos sobre las mejillas y deslícelas suavemente por el cuello hacia el pecho y
de regreso a la cara. Respire con
atención y, en la espiración, emita
primero una prolongada AAA, después una EEE, una III, una OOO y,
por último, una UUU. Deslice las manos arriba y abajo. Repita toda la secuencia 3 veces.

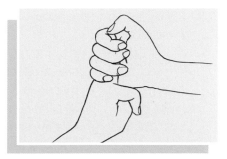

Mudra Extienda el dedo medio izquierdo hacia arriba y rodéelo con
los dedos de la mano derecha. Apoye la yema del pulgar derecho
sobre la punta del dedo medio izquierdo. Sitúe las manos a la altura del cuello, con los antebrazos en posición horizontal, y mantén-
galas ahí sólo el tiempo que le resulte cómodo.

Respiración Respire honda, lenta, rítmica y suavemente. Las pausas tras la inspiración y la espiración son algo prolongadas. Concéntrese en la garganta.

Efecto Con este mudra fortalece usted toda la zona de la garganta, las cuerdas vocales, favorece la deglución y la función de la glándula tiroides. El mudra del sonido aporta además un mayor dinamismo y fomenta la tranquilidad, una tranquilidad vigorosa que
ejerce un efecto tonificante.

La voz puede influir en el estado de ánimo de una persona. Esto significa, por tanto, que también nosotros podemos intervenir sobre
nuestro estado anímico a través de la voz. ¡Le animo a probarlo! Su
voz tiene también un gran efecto sobre cómo le perciben los demás: fuerte o débil. Si usted aparece fuerte, puede decidir sobre su
propia vida. Si, por el contrario, su voz suena débil, es como una
invitación a que los demás decidan por usted. En este sentido, es
necesario detenerse a recapacitar de vez en cuando acerca de las
relaciones que mantenemos y, cuando haga falta, modificar lo que
convenga: «¿Sabes qué? He estado pensando sobre esto o lo otro,

y así no podemos seguir... De ahora en adelante, quiero decidir yo mismo sobre...»

A este respecto, me gustaría compartir con usted un pequeño truco: cuando quiera imponerse o tratar un tema importante, no levante la voz. Es mucho más efectivo hablar con una voz más grave. Eso confiere a sus palabras o intenciones un peso mucho mayor.

También sirve de ayuda dialogar consigo mismo de vez en cuando, pues siempre resulta clarificador. Con voz firme y clara, exprese aquello que no le guste, como si lo «escupiera» hacia fuera, por decirlo así. A continuación, exprese con claridad *lo que desea y cómo lo desea*.

Con esta técnica de expresión verbal, puede ejercer una gran influencia en su inconsciente. Incrementa su motivación, refuerza su voluntad y pone su fuerza interior a trabajar.

Alguna vez puede sentir la necesidad de dar gritos: adelante, con ello libera sentimientos que estaban atrapados en su interior. Sin embargo, la cosa no debería quedarse ahí: desarrolle estrategias para llegar a resolver el conflicto.

Existe aún otra forma de someterse a la voluntad ajena, aunque a primera vista no lo parezca, ya que ésta procede del interior y no del exterior. Un accidente o una larga enfermedad pueden haber dejado un trauma tras de sí. A consecuencia de éste, el cuerpo, por medio de trucos y pequeños achaques, intenta disuadirnos de dar cualquier paso. Si cedemos a sus intentos, perdemos cada vez más fuerzas. Lo mismo sucede cuando sufrimos una crisis depresiva. Ahí es donde un cambio en la voz nos puede aportar nuevos ánimos y ejercer un efecto positivo sobre nuestra actitud y capacidad de actuar.

También podemos ser manipulados por fuerzas que proceden del exterior. Pero eso sólo podrá suceder si nosotros lo permitimos. En mi caso personal es curioso que, cuando trabajo mucho con la mente, casi nunca sufro perturbación alguna. Es como si mi dedicación absoluta al trabajo me hiciera inalcanzable para el mundo exterior y me protegiera de él, incluso de los gérmenes y los virus.

Tan importante como la voz es también la elección de las palabras que usamos. Las palabras son verdaderos «hatillos de energía» y determinan en gran manera nuestro destino. El inconsciente registra todo lo que decimos, y se guía por ello. También las fuerzas del universo captan lo que expresamos y se guían igualmente por ello.

Por cierto: ¿cuándo fue la última vez que cantó? El canto ejercita la voz y levanta el ánimo. Cante tan a menudo como pueda, solo o en compañía; le hará mucho bien.

Visualización Imagínese que quiere expresar un ruego o un deseo. Primero, dígalo levantando la voz y en diferentes tonos y observe qué efecto tiene cada uno. A continuación, repita el ruego 3 veces en una voz más baja, grave y firme. ¿Nota la diferencia?

Afirmación Me hago cargo de mi vida con amor pero con firmeza, y sólo yo decido lo que tengo que hacer y lo que no.

Mudra de la voluntad – Mudra para la capacidad de acción y una óptima fijación de metas

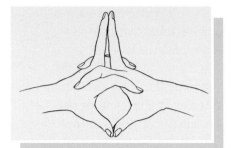

Mudra Entrecruce los dedos índice, anular y meñique de una mano con los de la otra. Una los dedos medios y los pulgares y sitúe las manos a la altura del estómago.

Respiración Respire honda, lenta, rítmica y suavemente. Las pausas tras la inspiración y la espiración son prolongadas. Lleve la atención al chakra del plexo solar.

Efecto Este mudra favorece todos los órganos y estimula la circulación. Tiene además un efecto tonificante a nivel mental y emocional.

Un antiguo proverbio reza: «Si existe la voluntad, existe el camino.» Y, por supuesto, también la meta. Meta – voluntad – capacidad de acción: estos tres conceptos transmiten «pura potencia», fuerza concentrada, y con ellos se puede alcanzar prácticamente cualquier objetivo.

Lo más importante es fijarse una meta en el ámbito que nos interese: estudios, profesión, aficiones o relaciones. Aborde la tarea con ganas y llévela a término con la fuerza de la voluntad. ¡Eso es el éxito! Nos produce satisfacción, nos mantiene sanos físicamente, despiertos mentalmente, de buen humor y contentos con la vida.

- Fíjese metas que le motiven.
- Establezca una meta a largo plazo y muchos objetivos intermedios a medio y corto plazo.
- Defina las prioridades.
- Deje de lado todo aquello que le aparte de su objetivo.
- Recorra el camino a pequeños pasos.
- Empiece de inmediato. Los aplazamientos no sirven de nada.
- Los obstáculos e impedimentos son parte del camino: aprenda a superarlos .
- Manténgase flexible a pesar de toda su perseverancia.
- Asegúrese de que su proyecto sea beneficioso para usted y para todos los que participen en él.

- Asóciese con el poder de lo más alto.
- No permita que decaiga el entusiasmo. Invierta todos sus pensamientos, sentimientos, sentidos y aptitudes en su proyecto.

Si avanza de este modo hacia su meta, comprobará como todo, a pesar de los escollos y dificultades que puedan aparecer, se desarrollará en último término a su favor. Es como si algo le «echara una manita» con todo aquello que le acerca a su objetivo. Y no se olvide: a pesar de toda la perseverancia y el tesón, no pierda su desenfado, ponga una nota lúdica en todos sus actos y no abandone nunca el sentido del humor, que es, al fin y al cabo, quien aporta el condimento a todo el conjunto.

Para alcanzar una meta es de la máxima importancia invertir en ella toda la dedicación, pero, sin embargo, hay otro aspecto que debemos tener en cuenta: si realmente deseamos lograr nuestro objetivo, debemos implicar en nuestro proyecto a nuestras fuerzas más profundas y a las más elevadas. El destino y la casualidad están muy presentes en todo aquello que emprendemos. ¿Y qué es la casualidad sino apoyo y ayuda, que nos llega tanto desde dentro como desde fuera? Pero, ¿cómo podemos abrirnos a esta ayuda y movilizar todas estas fuerzas?

Preste mucha atención: ahora le revelaré un sistema que yo practico con muy buenos resultados desde hace años. Lo llamo «la técnica de las fichas»: se reúnen varias fichas en blanco y, en cada una, se apunta un objetivo con una descripción esquemática. Después, se toman estas fichas por la mañana, por la tarde, y por la noche y se leen los diferentes textos en voz baja —o mejor aún, en voz alta—, sin prisas y con plena atención.

Visualización Imagine con todo lujo de detalles los caminos que conducen hasta su meta. A continuación, véase a sí mismo realizando con éxito su objetivo.

Afirmación Las fuerzas universales dentro y fuera de mí me apadrinan en la consecución de mis objetivos.

Mudra de los chakras – Mudra para conciliar el sueño

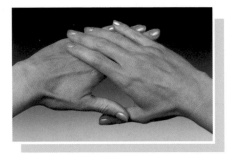

Preparación Balancee los brazos y las manos hacia abajo y haga 7 movimientos respiratorios profundos. Expulse el aire por la boca y emita un suspiro, con o sin voz. Imagine que así expulsa energía consumida en forma de humo negro. El humo le sale por la boca, por la nariz y por todos los poros del cuerpo.

Mudra/Respiración Las mujeres situarán la mano *izquierda* sin nada de presión sobre el *pubis* y la mano *derecha* sobre la izquierda, con el pulgar derecho reposando debajo del izquierdo (ver figura). Los hombres colocarán las manos en posición inversa. Ahora empiece con la respiración completa: inspire hondo, contenga el aliento unos 3 segundos, y expulse lentamente el aire. Mantenga este ritmo durante unos 12 movimientos respiratorios.

Lleve entonces la mano *derecha* justo por debajo del ombligo y coloque la *izquierda* encima (los hombres, al revés) y realice otros 12 movimientos respiratorios profundos. Después, lleve las manos al *plexo solar* y respire de la misma manera, luego al *esternón*, la *laringe*, la *frente* y, por último, a la *coronilla*, alternando la posición de las manos encima y debajo.

Efecto Con este mudra se recargan los chakras como si fueran baterías, pero por encima de todo ayuda a conciliar el sueño.

Yo practico el mudra de los chakras con especial preferencia por la noche, antes de dormirme. Seguramente usted conoce ese desagradable estado en el que por un lado se siente agotado, pero por dentro está intranquilo y sobreexcitado. Con este mudra, que — como todos los demás— está íntimamente conectado con la respiración, consigo muy rápidamente una relajación profunda: primero me entra un sopor delicioso y al poco me quedo dormida. A veces ya me entra el sueño para cuando llego al chakra del corazón, es decir, cuando llevo las manos al esternón. Si desea utilizar el mudra para conciliar el sueño, le recomiendo que se quede en los 4 chakras inferiores, para que no irrumpa demasiada energía renovada en la cabeza.

Cuando practico este mudra durante el día, me quedo tumbada o sentada unos 10 o 20 minutos y después me estiro y extiendo a conciencia. Esto es muy importante cuando uno tiene que volver a las tareas cotidianas tras la práctica. Después me vuelvo a sentir despejada y puedo acometer mis tareas con ilusión y entusiasmo.

No poder conciliar el sueño de vez en cuando forma parte de la vida. Sin embargo, si es algo que le sucede con mucha frecuencia, las siguientes indicaciones le pueden servir de ayuda:

- Acuéstese siempre a la misma hora en la medida de lo posible.
- Procure cenar tan ligero como pueda.
- Lávese los tobillos con agua fría y las muñecas con agua tibia.
- Dé un paseo nocturno.
- Tome infusiones de valeriana, melisa o lúpulo.
- Escuche música relajante o lea un rato antes de acostarse.
- Piense en cosas agradables.

En ningún caso es aconsejable dar vueltas a los problemas antes de dormirse. Pídale claramente a su inconsciente que se ocupe de ellos. Él encontrará una solución durante la noche. Dirija sin cesar sus pensamientos hacia algo que le resulte agradable.

Un joven me contó recientemente que su mejor sistema para dormirse consiste en pensar en un buen partido de fútbol. Yo también sigo este método, si bien mi «película» trata de otro tema que prefiero no revelar aquí. Una imagen que se evoca regularmente antes de dormir acaba por convertirse en una especie de ancla.

Visualización Déjese arrullar por la imagen de un cielo azul poblado de nubes rojizas que lo recorren ante sus ojos.

Afirmación Disfruto de un sueño profundo y relajado.

Mudra de la magia – Mudra de la atracción

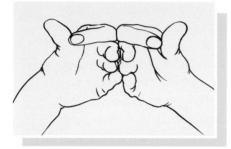

Preparación Sitúe las manos por delante del pecho y describa círculos con las muñecas, como si le hiciera señas a alguien para que se acercara.

Mudra A la altura del corazón, una los dorsos de los dedos con las palmas mirando hacia dentro. Las puntas de los índices se apoyan sobre la falange superior del pulgar.

Respiración Respire honda, lenta, rítmica y suavemente. Las pausas tras la inspiración y la espiración son algo prolongadas. Lleve la atención al corazón y sonría durante la práctica.

Efecto Con este mudra podrá «atraer» hacia usted aquello que le gustaría (amigos, clientes, vivienda, ropa, dinero, etc.).

Una y otra vez nos encontramos en la situación de desear «pescar» a alguien o algo que aporte un nuevo valor a nuestra vida o que nos dé una alegría. Si deseamos atraer a una persona, conviene empezar por examinar a fondo nuestra actitud interior hacia el tipo de persona de que se trate y, después, «sacar las antenas». Para ello conviene tener en cuenta los siguientes puntos:

- El amor y la buena voluntad, en pensamiento y obra, son las fuerzas de atracción más poderosas.
- La empatía y el reconocimiento hacen bien a todo el mundo.
- De toda relación deberían surgir ventajas para las dos partes.
- En resumidas cuentas: para encontrar un buen amigo, hay que empezar por serlo uno mismo.

Conozco mujeres que buscan un hombre desde hace años. Cuando indago más de cerca sobre cómo ven a los hombres, qué valor les conceden y qué tipo de trato tienen con ellos, cuáles son sus expectativas y qué *están dispuestas a dar ellas mismas*, a menudo me quedo más que sorprendida ante sus respuestas. Y eso que existen infinidad de hombres y mujeres de todas las edades que son personas interesantes y que poseen un corazón de oro.

La siguiente *visualización* también puede serle de gran ayuda si desea establecer nuevos contactos profesionales o de negocios. Sólo tiene que adaptarla a la situación en cuestión. Si lo que desea es atraer bienes materiales, las leyes que rigen son del todo similares:

- Debe amar aquello que desea.
- Trátelo con cuidado y respeto.
- Compártalo generosamente con los demás.

Así pues, a todos estos ámbitos podemos aplicar lo siguiente: *Vea mentalmente ante usted aquello que desea atraer en su vida. Imagine los sentimientos que experimentará al haber alcanzado aquello que desea y disfrútelos plenamente.*

La ley de la atracción funciona con pícara facilidad. No le declare, pues, la guerra a aquello que le gustaría tener, sino que atráigalo hacia su vida con simpatía, encanto y desenfado.

Me gustaría recomendarle muy encarecidamente este mudra, así como el mudra de los deseos de la página 76, pues a mí me han producido unos magníficos resultados. Si formula los pensamientos, palabras y actos «adecuados», se convertirán en un imán que atraerá hacia usted todo aquello que le conviene, es decir, todo lo que le alegra la vida. No lo dude y ¡haga la prueba!

Visualización *Imagínese que conoce a una persona que es justo como a usted le gustaría. Visualice como le demuestra su cariño y apoyo. A usted le interesa lo que esa persona hace y lo que le importa. Le demuestra empatía y reconocimiento, y usted se ve a sí misma o a sí mismo como una buena amiga o un buen amigo para todos los momentos.*

Afirmación *¡Bienvenido a mi corazón!*

Mudra de la fe y la esperanza –
Mudra de la entrega confiada y el vacío creador

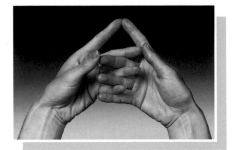

Preparación Repose las manos en el regazo, con los dedos suavemente entrecruzados hacia dentro. Las palmas miran hacia arriba, las yemas de los pulgares se unen a las de los dedos medios, y las de los índices entre sí.

Respiración Respire honda, lenta, rítmica y suavemente. Las pausas tras la inspiración y la espiración son algo prolongadas. Note la respiración en el pecho y el abdomen.

Efecto Este mudra tiene un efecto relajante y apaciguador.

Muchas personas sienten miedo ante la idea de dejar de lado su propia voluntad y encomendarse a una voluntad superior, miedo a renunciar al control sobre su vida. O bien piensan que tendrán que «examinarse» (un antiguo fantasma de las clases de religión) o que se verán obligados a hacer algo que les provoca rechazo. Sin embargo, la divinidad es pura bondad y jamás nos sometería a semejantes situaciones.

Este mudra puede obrar milagros cuando nos vemos obligados a reconocer que, actuando sólo por propia voluntad, chocamos una y otra vez con un muro. O cuando nuestra «voluntad propia» se encuentra agotada, cuando no nos queda otro remedio que abandonar y encomendar a las fuerzas superiores el control sobre nuestra vida o, al menos, sobre amplios sectores de ella. En este sentido, existe un antiguo proverbio que nos puede dar consuelo y esperanza: «Cuando piensas que ya no puedes más, aparece una luz al final del túnel.» Este mudra nos puede proporcionar la confianza de que siempre existe un camino y que siempre encontraremos guía, apoyo y protección, sólo con que nos abramos a ello.

Hace pocos meses llegué a un punto en que tuve que reconocer que ya no sabía cómo seguir adelante ni cómo iba a transcurrir el resto de mi vida, y que debía abandonar completamente el control.

En esos momentos me ayudó en gran manera la lectura de libros que cuentan historias de milagros. Desde entonces, los milagros han empezado a suceder también en mi vida. Deseo animarle de todo corazón, querida lectora, querido lector, a creer en ellos: no pierda nunca la esperanza ni la fe; siempre hay un camino. Y siempre nos conduce desde las más lóbregas tinieblas de vuelta al sol radiante, donde nos esperan la alegría, la ilusión y el entusiasmo.

Muchas personas tienen miedo al vacío, ya sea interior (falta de sentido o de esperanza) o exterior (aburrimiento u ociosidad). Si ya no deseo nada, ¿qué me queda? Sin embargo, permitirse entrar en ese vacío puede ser una auténtica aventura. En las religiones orientales, experimentar este vacío, la vacuidad, es uno de los factores más importantes para hallar lo nuevo, crecer interiormente y poder volver a ser feliz. Y la misma regla vale para nosotros, los occidentales: ¡Anímese a probarlo! Para ello no tiene más que mantenerse abierto en todo momento y adoptar en toda situación una actitud de espera positiva.

¿Tiene alguna idea de lo que el vacío significa personalmente para usted? El método clásico para llegar a la vacuidad es concentrarse en la respiración hasta que la calma se adueña completamente del pensamiento.

La siguiente imagen le ofrece otra técnica, menos ardua de dominar, pero también muy efectiva:

Visualización Imagínese un cuenco vacío. Al inspirar, absorbe energía invisible del cuenco y, al espirar, sopla suavemente hacia él, como si quisiera limpiarle unas motas de polvo. Entréguese con confianza a esta imagen de la vacuidad, sabiendo a ciencia cierta que este cuenco nunca estará verdaderamente vacío: está lleno de aire que no vemos, pero sin el cual no podríamos vivir. Además del aire, existen otras energías mucho más poderosas que no se pueden ver ni tocar, pero que constituyen la verdadera justificación y calidad de nuestra existencia. ¡El vacío lo es todo!

Afirmación La bondad del universo es infinita e insondable.

Tomo la vida en mis manos,
siento mi interior, reflexiono y actúo.

La tríada dorada

Cuando nos decidimos por un mudra suele ser porque:

1. Queremos desprendernos de algo.
2. Estamos a punto para un cambio y lo aceptamos.
3. Deseamos que algo nuevo entre en nuestra vida.

En pocas palabras: mantenemos la perspectiva del pasado, desarrollamos una clara visión del presente y disfrutamos del nuevo panorama.

De acuerdo con esto, cada uno puede diseñar su propia secuencia personal de mudras. No le resultará nada difícil una vez que se haya familiarizado un poco con los mudras:

- Forme el primer mudra para dejar o desprenderse de algo, o bien realice el masaje o movimiento de manos correspondiente (por ejemplo, sacudirlas).
- El segundo mudra debería favorecer la curación, iniciar un cambio o aportar una solución. Para eso, practique unos minutos de silencio, busque la calma y detenga el flujo de pensamientos en la mente. Durante este tiempo se le activarán las fuerzas interiores tanto a nivel físico como anímico-mental. Una ley cósmica reza: «Lo interior se reflejará en el exterior.» Eso significa que cuando algo cambia en nuestro interior, también cambia algo en nuestro entorno, en nuestra situación de vida, nuestras relaciones con los demás, etc.
- Con el tercer mudra buscamos emprender algo nuevo. Busque soluciones y cree imágenes que ilustren cómo se imagina el futuro y qué forma desea darle. Una bonita conclusión sería confiar sus planes a la divinidad y encomendarse plenamente a su poder y a sus fuerzas.

Una manera de facilitar este proceso es adaptar adecuadamente la respiración. Es muy sencillo:

- Para empezar, quiere desprenderse de algo. Por lo tanto, acentúe la espiración: con un hondo suspiro, expulse la energía consumida, las fantasías y los recuerdos negativos, etc.
- Durante la fase intermedia —de transformación, curación y cambio—, respire honda, lenta, rítmica y suavemente. Las pausas tras la inspiración y la espiración son algo prolongadas.
- La conclusión viene marcada por la apertura y buena disposición hacia lo nuevo. Se prepara para recibirlo prolongando ligeramente la inspiración y la pausa posterior.

*No existe nada
que una mano amorosa y firme
no pueda aliviar.*

Con mis mejores deseos...

Toda despedida es difícil, todo inicio es difícil y cada final entraña un nuevo comienzo que quiere ser reconocido.

Usted ya habrá hojeado el libro al menos una vez y seguro que habrá notado que todos los mudras van acompañados de sugerencias, consejos y trucos. La intención es que le sirvan para descubrir todo aquello que puede hacer para curarse o estar mejor, y también para modificar de manera positiva sus patrones de pensamiento y su forma de vida.

Para terminar, me gustaría invitarle a mantenerse despierto en todo momento: averigüe siempre qué es lo verdaderamente bueno para usted, a un nivel totalmente personal, y qué es lo que le hace bien. Del mismo modo que nosotros cambiamos día a día, también cambian nuestras necesidades. Usted es quien mejor se conoce: tiene toda una vida a su disposición para conocerse incluso mejor, y le hará falta. Tenga, pues, paciencia consigo mismo y trátese con cariño y comprensión.

Por importante que sea dedicarnos suficiente tiempo y atención —por decirlo de otro modo, invertir mucho en nosotros mismos—, no debemos girar sólo alrededor de nuestra persona: debemos implicarnos plenamente con la vida y con la sociedad. Es importante saber entrar y salir de uno mismo con un ritmo armónico, tal como inspiramos y espiramos alternadamente.

Podemos considerarnos las manos, o los peones, de la conciencia cósmica, que hace el bien a través de nuestros pensamientos, palabras y obras. Abrimos las manos para dar y, al mismo tiempo, el universo nos deposita sus dones en las manos vacías.

No pierda nunca de vista el presente y disfrute el momento pase lo que pase, conviértase en un o una artista de la vida. Para eso no necesita andar por el mundo con una rosa en el ojal, pero siempre hay ocasión para una sonrisa pícara. Afronte la vida con una sonrisa y seguro que ésta se la devolverá.

Nunca será todo perfecto. Recuerde bien esto: toda carencia es como una grieta en una superficie impecable por la que puede penetrar un rayo de luz del universo. Y es verdaderamente así. Deje que le llegue, sáquele el mejor partido posible y permita que las cosas le vayan bien. No importa el estado de las circunstancias actuales: siempre está en *su mano* albergar pensamientos positivos.

Es así de simple. Y ya por última vez: ¡anímese a probarlo!

Si desea profundizar más en el tema de los mudras, o en otras cuestiones complementarias, puede solicitar información sobre los cursos de fin de semana de yoga, mudras y meditación. No ofrezco cursos especiales dedicados a los mudras, pero ocasionalmente doy conferencias en respuesta a invitaciones. Si tiene interés, escriba a la siguiente dirección:

Yogaschule am Wildbach
Felsenstrasse 12A
CH-8008 Zürich (Suiza)
Internet: www.gertrudhirschi.ch

Por último, unas palabras sobre una cuestión personal. Puesto que la mayoría de problemas no se pueden explicar en pocas frases, por cuestiones de tiempo me es imposible responder por escrito a consultas sobre los mudras, y aprovecho la ocasión para rogarle su comprensión por ello.

Bibliografía

Brothers, Joyce y Eagan, Edward P.F., *10 Tagen zum vollkommenen Gedächtnis*, Heyne, Múnich, 1992.

Burmeister, Alice, *Heilende Berührung*, Droemer Knaur, Múnich, 1998.

Chang, David, *Mit Händen heilen*, Econ Ullstein, Múnich, 1999.

Chia, Mantak, *Tao Yoga des Heilens,* Ansata, Múnich, 2001.

Gawain, Shakti, *Stell dir vor – Kreativ visualisieren*, Hugendubel, Múnich, 1993.

Haag, Susanne, *NLP Welten*, Markus Schirner, Darmstadt, 1997.

Hay, Louise L, *Sana tu cuerpo*, Ediciones Urano, Barcelona, 1992.

Hirschi, Gertrud, *Lust auf Yoga*, Hermann Bauer, Friburgo, 1998.

—, *Mudras, el poder del yoga en tus manos*, Ediciones Urano, Barcelona, 1999.

—, *Sieben Wege glücklicher zu werden*, Hermann Bauer, Friburgo, 1999.

Kabat-Zinn, Jon, *Gesund durch Meditation*, Scherz, Múnich, 1993.

—, *Im Alltag Ruhe finden*, Herder, Friburgo, 2001.

Klemann, Carsten, *Handreflexzonenmassage*, Econ Ullstein, Múnich, 2000.

Mala, Matthias, *Magische Hände*, Hugendubel, Múnich, 1997.

—, *Wohlfühlen durch Mudras*, Midena, Múnich, 2000.

Mesko, Sabrina, *Healing Mudras – Yoga for Your Hands*, Nueva York, 2000.

Messing, Norbert, *Das grosse Buch der Darmreinigung*, Bio Ritter, Tutzing, 1998.

Müller, Dagmar, *Autosuggestion kurz und praktisch*, Hermann Bauer, Friburgo, 1996.

Northrup, Christiane, *Cuerpo de mujer – Sabiduría de mujer,* Ediciones Urano, Barcelona, 1999.

Ramm-Bonwitt, Ingrid, *Mudras – Geheimsprache der Yogis*, Hermann Bauer, Friburgo, 1998

Riedel, Rudolf, *Wenn die Seele Urlaub macht*, Hermann Bauer, Friburgo, 2000.

Roman, Sanaya, *Kreativ Reichtum schaffen*, Goldmann, Múnich, 1993.

Tschoepke, E, Th., *Hände gut, alles gut*, Ch, Falk, Seeon, 1998.

Zehentbauer, Josef, *Körpereigene Drogen*, Artemis & Winkler, Düsseldorf, 1997.

Visite nuestra web en:

www.mundourano.com

Mudras
El poder del Yoga en tus manos

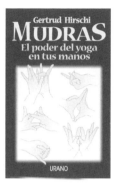

Los mudras, gestos sagrados de la tradición hindú y otras religiones, constituyen poderosos mensajes dirigidos desde las manos hacia nuestro ser físico, psicológico y espiritual. Son gestos ancestrales que, empleados con sabiduría y serena constancia, ayudan a curar enfermedades, calmar dolores, sosegar el ánimo y aumentar nuestra vitalidad. Practicados junto a la meditación, apoyan y facilitan el camino espiritual de manera sencilla, auténtica y libre de cualquier doctrina.

Con este libro la autora nos introduce en un campo en el que cada uno de nosotros puede convertirse en su propio terapeuta, estableciendo un tratamiento a su medida. Para reforzar los beneficios que podemos obtener de los mudras, y basándose en su experiencia personal, nos enseña cómo acompañarlos con la respiración, afirmaciones positivas, visualizaciones, hierbas medicinales, alimentación adecuada y música.